がんの正体がわかった！

「がん」は予知・予防できる

医学博士　統合医療医師
小林常雄

創藝社

【目次】

はじめに …… 9
●日本で「がん」がいっこうに減らないのはなぜか？ …… 10
●がんは、正しい検査法でないと発見できない！ …… 13
●がんは予知・予防できる、ということを認識して欲しい …… 15
▼がんの予知・予防のために、基本的に意識してほしい6つの項目 …… 16

【第1章】「がん」の正体は、食の悪化が招いた生活習慣病 …… 21
◆がんは難しい病気ではない …… 22
▼牛乳、乳製品の供給量増加による影響 …… 25
▼増えるがんの種類の経年変化 …… 26
◆西洋医学の間違い理論！ …… 27
◆がんにかかるのを待つ、というの思考はおかしい！ …… 32
◆「手術」「放射線」「制がん剤治療」は、日本では標準だが米国では標準でなくなりつつある …… 34

◆無意味ながん検診も行われている……37
◆CTでの診断は、100%は信用できない！……40
◆目で見る検査に依存しすぎてはいけない……42
◆がんの三大療法でさえ、目で見ることに依存している……45
◆電子レンジと添加物に注意！……46
◆がんと診断されたら、なぜウツに！……49
▼日本人と米国人で違う「死生観」……50
◆免疫対策は重要だが、西洋医学では無視されている現状……52
◆栄養指導について未熟な日本の医師たち……57
◆がん予防に役立つ食品群「デザイナーズフーズ」……60
◆がんは「食生活習慣病」であるという証明……64
◆移住による胃がん、大腸がん、前立腺がんの影響……68
◆「高たんぱくの食事」が、がんの促進要因となる……70
▼「植物性たんぱく質」と「動物性たんぱく質」の違い……76
◆「がんの原因論」をもう一度、整理する必要がある……78
▼がんの遺伝子異常説は正しいのか？……79
▼がんは遺伝する病気ではない……81
◆有名な医師でも過ちに気がついていない……82
▼制がん剤治療は本当に正しいのか？……83

▼なぜ古い方法にしがみついているのか？……84

【第2章】がんと遺伝子は関係ないという根拠……87

◆がん細胞の核を入れた正常細胞が、がん化しなかった……88
◆細胞が「がん化」する理由は明白！……93
◆がん細胞が正常細胞に戻るプロセスでミトコンドリア復活……96
◆がんは「サイクリックＡＭＰ」を投与したがん細胞が、5時間で正常細胞に再分化……99
▼サイクリックＡＭＰとは？……102
◆ドイツの生科学者、オットー・ワールブルグの説……104
◆米国の研究者も同じことを言い始めている……109
▼ミトコンドリアの呼吸障害が、がんの起源……113
◆がん細胞の呼吸代謝を選択的に抑制する漢方薬がある……118

【第3章】画像診断だけにに依存する神話を終わらせるべき……125

◆がんを画像診断ですべて発見することはできない……126

▼がん検診受診率の海外との比較……127
▼胸部レントゲンだけで肺がんはわからない……128
▼CTが、がんを増加させているのかもしれない……128
▼胃透視検査で、がんにかかる確率が増えた父子……131
▼胃がんで急逝した胃がん手術の大家……132
▼がんのプロが体験していた、画像診断ではがん細胞が発見できなかった例……132
▼厚生省の対がん計画失敗の歴史……134
◆国が真剣に取り組んでいれば、がん死はもっと減っている……136
▼厚生省は「5年生存率」でなく「3年生存率を報道」……138

【第4章】がんが超早期発見できる「TMCA検診」は転ばぬ先の杖 …139

◆繰り返される医療ミス！　時代遅れのがん治療の過ち……140
◆がんにかかりたくない人は必ず受けるべき「TMCA検診」……146
▼腫瘍マーカー総合検診（TMCA検診）の不可思議！……146
▼画像診断でのがん検診では意味がない！　がん患者が増えるだけ！……148
◆「TMCA検診」は、とても簡単で高精度！……149
▼TMCA検診は、どんな人にオススメか？……150

◆「ＴＭＣＡ検診」の理論に基づく、がん一生の分類図 ……… 155
▼米国と違って、日本のがんセンターは無責任極まりない ……… 151
▼「87・5％」は驚くべき数字なのです！ ……… 152

【第５章】がんの予知・予防の大切さ ……… 159
◆「ＴＭＣＡ検診」で危険度が高いと判定された場合の対応 ……… 160
▼がんの予知から予防に関する介入の効果 ……… 163
▼がんの予知・予防から再発防止に関する介入の効果 ……… 164
◆「原発巣」不明がんも「ＴＭＣＡ検診」で明らかに！ ……… 165
◆常識を捨てることで見えてくる真実 ……… 169
◆一般的な腫瘍マーカー検診について ……… 175
◆医療の進歩のために考えるべきこと ……… 177

あとがき ……… 180
（付録）お問い合わせシート ……… 182

はじめに

◆日本で「がん」がいっこうに減らないのはなぜか？

現在の医療界では、がんの定義が曖昧な部分が多く、また、がんの専門医は外科医が多いため、**「がんは腫瘍塊」**と思われていることが多い現状です。

しかし、**「腫瘍塊」は、がんのケースの中で半分もない、**ということをご存知でしょうか？

- **・「スキルス」とか、「未分化がん」は、病理学的に、悪性の顔をしていないことも多い**
- **・「CT」では、腫瘍塊が1センチメートル以上にならないと映りにくい**
- **・「PET検査」は糖の取り込みだけの検査**

また、**がんは「糖」と「グルタミン（アミノ酸）」を取り込みます**から、糖の取り込みだけでは、がんを検出できない場合も多いです。

すい臓がんなどは、直径が3センチメートルになっても、画像診断で分かりにくい場合があります。

一般の健康診断には、がんの検査をするような内容は、ほとんどありません。

その理由は、厚労省の中で、旧厚生省と旧労働省の縄張り争いが放置されているからです。

また、がんドックでは臓器別のがんにしか、医師の関心がないことがほとんどです。

全てにおいて、胃カメラで調べても胃がんは見られませんでしたから後は知りませんというレベルの時代遅れの検査なのです。

現在の日本人が受けている検査は、実に効率の悪い検査です。

この状況が、がんにかかる人が増大して、がんで死ぬ人が増加する原因の1つでもあるでしょう。

45年前には、日本では胃がんが多く、ほとんどが胃がん死だけの時代だったのです。

その頃、東京大学の三木一正先生により、胃カメラや胃透視検査より3倍近く精度が高くコストも1／3以下に抑えられる「**ペプシノーゲン検査（serum biopsy）**」が発表されました。

しかし、ペプシノーゲン研究会に参加の医師200人が厚生省に保険を認めるように、申請をしましたが、厚生省はネグレクトしました。

厚生省は、利権確保のために、問題のあるバリウム造影剤を用いた胃透視検査を推進してきました。

次に、内視鏡検査が出てきました。

しかし、この2本立てで画像診断を推進してきましたが、現実的に胃がんの罹患を減少できていません。

胃透視の検査で調べるのは、胃の内壁に腫瘍があるか、潰瘍があるかの場合には役立ちますが、スキルスやリンパ腫やGIST（ジスト／粘膜層の下にある筋肉層の細胞から発生する肉腫の一種）のようなものは検出できません。

バリウムを用いる検査の為に、便秘になったり、トラブルがしばしば生じるだけでなく、この検査は被爆量がCTと同様の被爆量になりますので、この検査を10回行えば、がんに罹る率が2倍に上がる可能性があります。

現に、胃透視をやめた自治体で、胃癌死が減少したという報告もあります。

人の生命に関する検査だというのに、このような状況でいいのでしょうか?。

◆がんは、正しい検査法でないと発見できない!

わたしは、「**TMCA検査（腫瘍マーカー総合検診）**」をお薦めしています。

TMCA検査は血液と尿を採取するだけでできる検査ですが非常に精度が高い検査です。

詳細については、段階をおって説明していきます。

以下の段階で、検査を行うべきだと考えます。

（1）全身のがんの危険度を調べる
↓
（2）危険度が高い場合、それがどこなのか患部を調べる
↓
（3）がんの場所が推定できれば、ＰＥＴなどの画像診断をする

がんの場所や状態が特定できれば、従来の三大治療などを行ってもいいでしょう。
がんの場所が不明だとしても、**共通の予防方法は整理されている**ので、「対処」および「がんの危険度を下げる」ことができます。

ＴＭＣＡ検診は全身のがんを検査できる上に、コストも画像診断の自費の値段と比較すれば安価な検査（8・8万円）です。

例えば、頭のがん・胸部のがん検査・腹部のがんなどと臓器別にがんを検査すれば、6

ケ月の期間が必要であり、金額も230万円ほど必要です。

しかも、画像診断を受ければ受けるほど、莫大な放射線被爆を受けてしまいます。

CTが1回、5～25ミリシーベルトですから、造影検査と合わせて10ケ所の検査をすることで、がんにかかる確率が2倍に増加します。

つまり、従来通りの方法で臓器別に全身のがん検査をしていくことで、がんリスクがぐっと上がってしまうことになるのです。

TMCA検診を活用すれば、比較的簡単に「**がんにかかる人を減少させること**」も、「**がんで死ぬ人を減少させること**」**もできる**のです。

◆がんは予知・予防できる、ということを認識して欲しい

がんは、決して特別な病気ではありません。

予防できる「**食生活習慣病**」なのです。本書を読んで、ぜひ認識を変えてください。

▼がんの予知・予防のために、基本的に意識してほしい6つの項目

【1】免疫力を低下させない

白血球の数が5000以下になり、リンパ球も減少すると免疫が低下している状態です。そのためにも、例えば発熱のあった時、解熱剤・抗菌剤などで安易に対応してしまわないで、免疫を上げるために活かすべきです。

【2】がんにかかりやすい体質を知る

がんにかかりやすい体質を知るには、自律神経の検査である「良導絡検査」で知ることができる。

【3】画像診断を過度に信用しない

通常の人間ドックなどで行なわれる画像診断は、わかりやすいけれども、がんが出て

くるのを待っているだけの方法です。

1センチメートル以上にならないと、がんを早期発見することはできません。

【4】がんの予知予防には、TMCA検診が最も確実

【5】食の問題にリテラシーをもつ

(1)発癌物質とたんぱく質を10%以上にする組み合わせの食事は問題あり。

(2)糖とグルタミンが多いとがんを作りやすい。

(3)発がん物質化:特にレンジの使用と肉の焦げ、パン食、乳製品は日本人に合わないのでやめるべきです。

(4)添加物、加工食品、農薬は避けるべきです。

【6】関係するビタミンの状態を知る

ビタミンA、C、Dの不足と、サイクリックAMP(後述)の不足は問題です。

本書内で詳細に説明していきますが、まず、がんにかかるのを進めるような、食生活はやめるべきでしょう。

・パンや牛乳製品はやめる
・肉は魚、鳥までにして、他の肉を食べるなら、せめて野生で育った動物の肉にする
・白米を玄米か胚芽米に替える
・おなかは冷やさない
・海藻や納豆などの腸内細菌を増やす食べ物は積極的に取り入れる
・焼き肉、電子レンジ、添加物はできるだけ避ける
・アルコールや、熱い食べ物はできるだけ避ける

以上のようなことに注意をして、がんにかからないように努力することは必要です。自分の食生活習慣が正しいかどうか、チェックする習慣を身に着けましょう。

２０１８年5月、MOJCRR（MOJ Current Research & Reviews）という雑誌に、私の

論文が掲載されています。

内容は60ページ分の論文です。

長すぎると言われているようですが、よく理解してもらうには、この長さは譲れなかったのです。

（1）150年間の闇である、「がん細胞の悪性腫瘍説が間違い」であり、細菌型の分裂に戻った原始的細胞であること
（2）がんの遺伝子説は、単なる二次的変化であること
（3）がんの本質はミトコンドリアの幽霊化であり、ミトコンドリアが正常化すればがんは治り、ミトコンドリアの酸素呼吸が50%を切って、40%以下になれば、細菌型の細胞分裂になるという点を指摘

日本の厚生省は、「胃の荒れ具合を調べるペプシノーゲン」の検査を無視し、「肺がんの予防に役立つと発表した、札幌医大の提案したCEAとフェリチン組み合わせた検査」を無視し、昭和62年2月に国会の予算委員会でも取り上げられたにもかかわらず、「がんの早期発見ができるＴＭＣＡ（腫瘍マーカー総合検診）」をずっと無視しています。

この日本の状況は、異常だと思います。

日本でＴＭＣＡ検診が広がれば、「がんにかかる人」も、「がんで死ぬ人」もほとんどなくなるはずです。

ぜひ今後、日本でがんにかかる人が減少して、がんで死ぬ人が減少する新しい時代に入るために、「ＴＭＣＡ検診」を拡大してほしいと考えています。

みなさん一人一人が、60兆個の細胞の大経営者なのだという自覚を持ち、自分の健康管理に意識をしっかり傾けていきましょう。

【第１章】

「がん」の正体は、食の悪化が招いた生活習慣病

がんは難しい病気ではない！

日本では、がんで亡くなる人の数が、年々増え続けているという現実があります。

しかし、米国では減少傾向を示しています。

この問題が、なぜ放置されているのでしょうか？

これを仕方のない現実だと、あなたは考えますか？

今までは、がんにかかることに対して、原因を「がん自身」に押し付けたままで治療が行われてきました。そろそろそれが間違いであることに気が付かなくてはなりません。


がんは、原因不明の防げない病気ではありません。

がんの正体は、わかりました。

がんは、「発がん物質と食生活習慣と関係の深い生活習慣病」で、細胞の中にあるミトコンドリアを壊す病気だったのです。

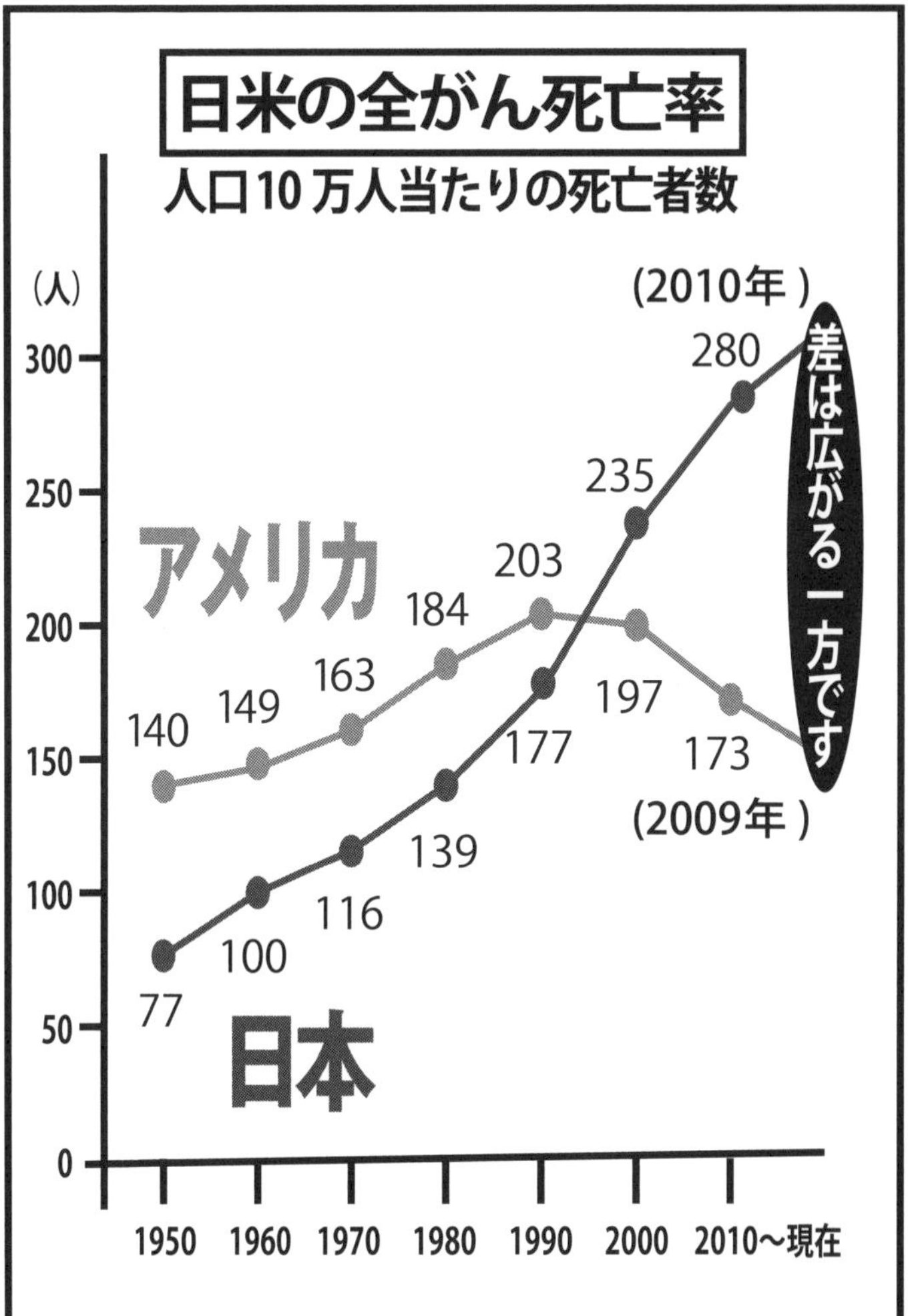

※厚生労働省「人口動態統計」、アメリカ総務省「STATTISTICAL ABSTRACT OF UNITED STATES」より

信じられないかもしれませんが、それが真実です。

日本は戦後、米国の牛乳・牛肉とパンを食生活に取り入れて、一九九二年には米穀食と立場が逆転してしまいました。

日本食は理想の食事であると40年前に米国が断定していたにもかかわらず……理想の食事を捨てて、がん死の多くなる米国食に変えてしまったのはなぜなのか？

日本人が真似てしまった米国スタイルの食は、なんと「大腸がん」「肺がん」「乳がん」などを増やしてしまう食事だったのです。

日本のがん死は、約45年前には米国の半分でした。

しかし今、**日本は先進国で唯一、がん死が増加し続ける国になってしまった**のです。

日本人は、この現実をしっかりと認め、受け入れて、がんという病気に対処していかなくてはなりません。

▼牛乳、乳製品の供給量増加による影響

戦後、米国の方針にさまざまな方面で日本人の考えを支配されて、ＷＧＩＰ（War Guilt Information Program）に大きな思想の影響を受けている日本人の政治的姿だけでなく、食生活習慣まで、米国の生活習慣に影響を受けた結果とも言えます。

食事に関する変化に関しては下図の通りです。日本にはまったくなかった牛乳、乳製品の供給量を１００倍に増加させて、肉類を20倍に増加させたのです。そして、米穀食は半分に減少しました。

言わば、日本食の放棄です。日本人は、健康と生命まで米国に依存したのです。

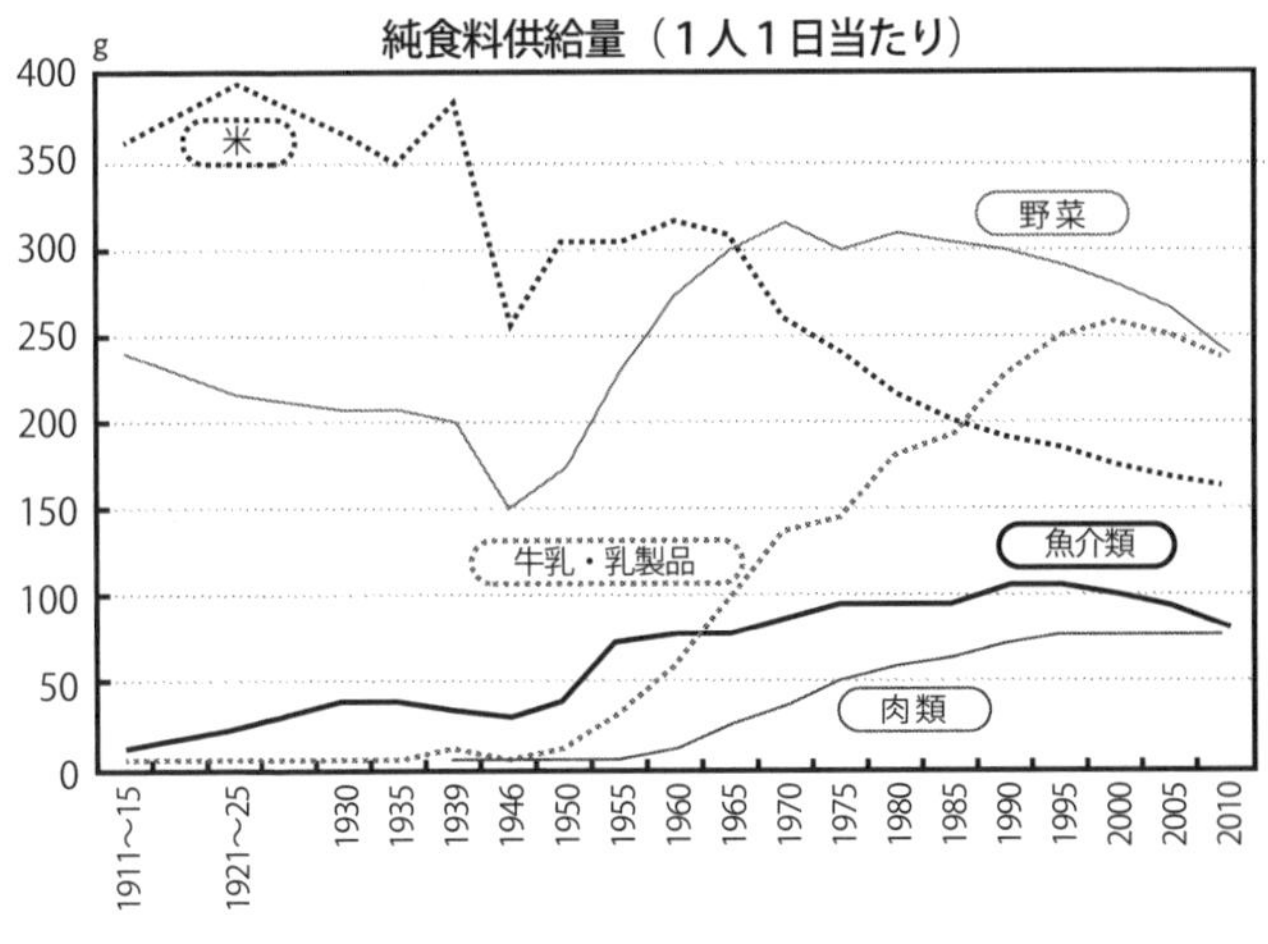

▼増えるがんの種類の経年変化

米国食を真似しはじめて、20年後から40年後に、一挙にがん死が4倍に増加したのです。

日本の超高齢化が、がん死を増加させたという厚労省官僚の説明は完全にヘリクツの言い訳です。

この結果を見る限り、増加しているがんも、「大腸がん」「前立線がん」「乳がん」「卵巣がん」などの発生・増加は、日本人が日本食を放棄しなければ、あり得なかった現象だということは明らかであると考えています。

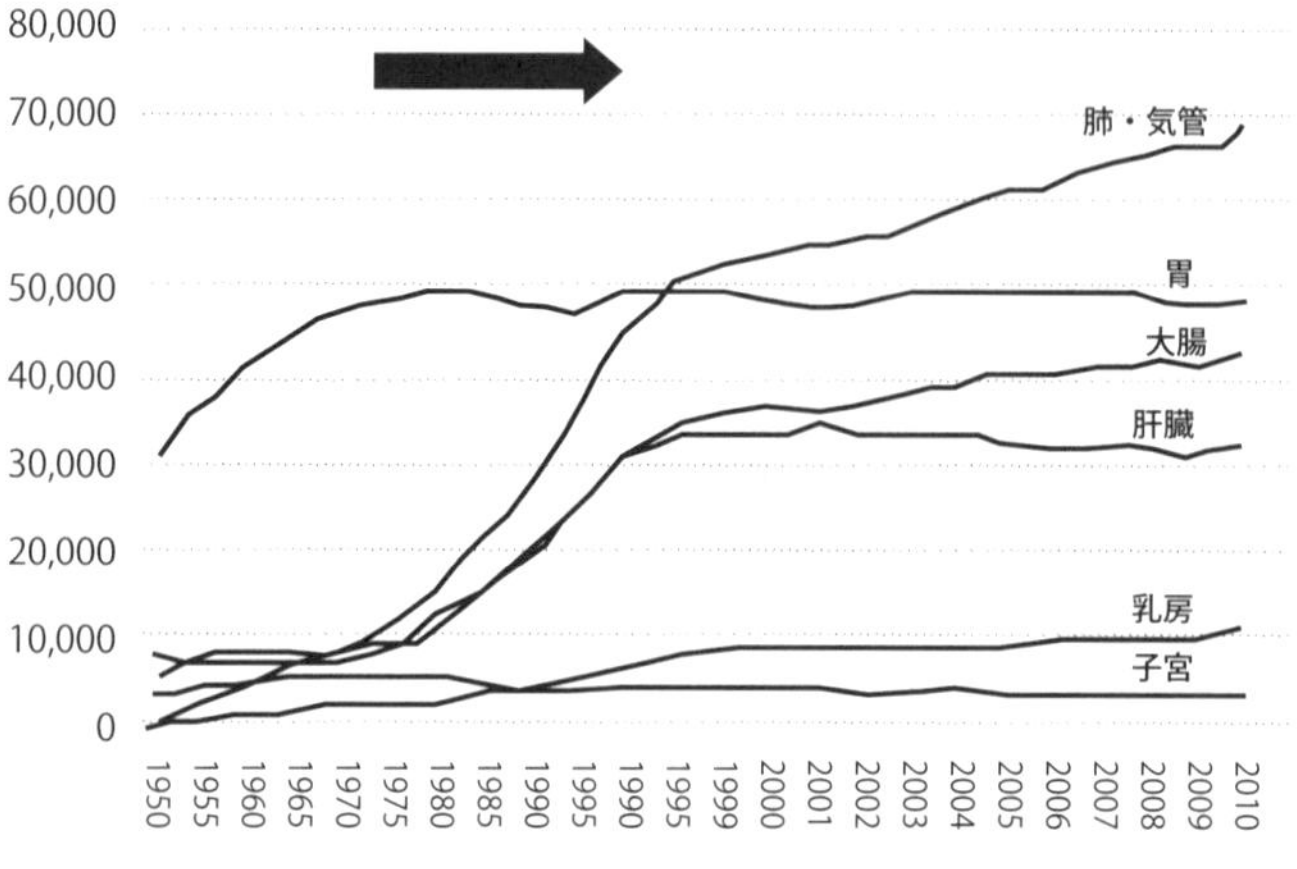

西洋医学の間違い理論！

「がんは悪性腫瘍」であるという考えを前提にした三大治療を指針としながら、がん医療が流れています。

そもそも、「がんは悪性細胞」という考えを誰が言い出したのか……。

これは、１５０年前のドイツの細胞病理学者であるルドルフ・ウイルヒョウの「免疫力、自然治癒力」の存在を全く無視した突然変異説に端を発しているのですが、人間がミトコンドリアを壊す習慣を繰り返している結果ということであれば、**悪いのは自分の細胞のミトコンドリアを壊す人間自身**です。

がん細胞に責任転嫁をするのはおかしいのです。

がんの遺伝子異常説は、〝だろう〟理論に過ぎません。

超高齢化が、がんの増加というのも官僚の〝言い逃れ〟理論です。

がん細胞は、免疫が低下して生じる細胞と言いながら、**免疫を無視して制がん剤や放射線による治療ばかりを徹底して行っている**のが、現在の医療現場の状況です。免疫能が廃絶してしまうような「**免疫抑制治療**」を行っているのです。

これでは、**がん治療で死亡しているのか、三大医療で死亡しているのか、がんで死亡しているのか、**いつまでも区別できません。

早期発見・早期手術をすれば、がんは助かると言いながら、がんにかかる人が増加して、がんで死ぬ人が増加する現実を約50年間も放置してきた現状はおかしくないのでしょうか？

現代医学が初めて免疫を見直し開発された、夢のがん治療薬と称される「**オプジーボ**」（小野薬品工業の免疫チェックポイント阻害薬／一般名：ニボルマブ）という薬がありますが、年間3500万円もかかる、この高額医療に飛びついている現実があります。

これまで、現代がん治療では、免疫測定も本来の免疫学も完全に無視をしていましたが、オプジーボの認可と本庶先生のノーベル賞受賞で、がん治療に地殻変動が生じつつあります。そして、免疫のブレークスルーだとして騒いでいますが、**この薬によってがん患者が減少するわけではありません。**

そもそも大切なのは、がんを治すことが重要なのではなく、「がんにかかる患者を減らすこと」ではないのでしょうか？

日本人の食生活の偏心を論議することなく、がんの増加を論議する議論は欺瞞《ぎまん》ではないでしょうか？

なぜならば、**がんを増加させる「カゼイン」が入っている牛乳の供給量を１００倍に増加させて、肉の焦げが強い発がん性を持つと指摘しながら、肉の供給量を20倍も増加させた**のですから……。

米国が、日本食は理想食であるということを認めた事実を知りながら、がんを増加させてしまう米国スタイルの食を、バブル前後から盛んに取り入れたという無知の歴史は事実です。

あまり意味のないがんの遺伝子解析や、今頃になって保険を通そうとしている制がん剤治療のために、内輪理論の繰り返しで時間を費やしている国立がんセンター。

がん患者を減少させることもせず、がん死も減少させることができない国立がんセンターの歴代総長たちでも高い確率で，がんにかかっているのが現実だというのに、がんセンターには毎日５０００人もの患者さんが通っているのです。

一体何を期待しているのでしょうか?

冷静に考えれば、その治療が正しいかどうかわかるはずです。

日本では「早期発見・早期手術が一番いいのです」と言われ続けているのですが、がん死は増え続けているのです。

米国では、**このがんの第二次予防ではがん死の減少はできない**、という結論を**ハーバード大学のJ・ベイラー教授が30年前に出して**います。

なぜ、日本の厚労省も日本国民も目を覚まさないのでしょうか?

米国では、**がんの増大は「牛乳のカゼイン」と「麦のグルテン」が主要な原因だという結論**を、コーネル大学のコリン・キャンベル教授が明確に述べています。

また生活習慣からがんを防ぐことができるＴＭＣＡ検診や、他施設から提案された血清診断を、日本のがんセンターは40年間も無視し続けているのです。

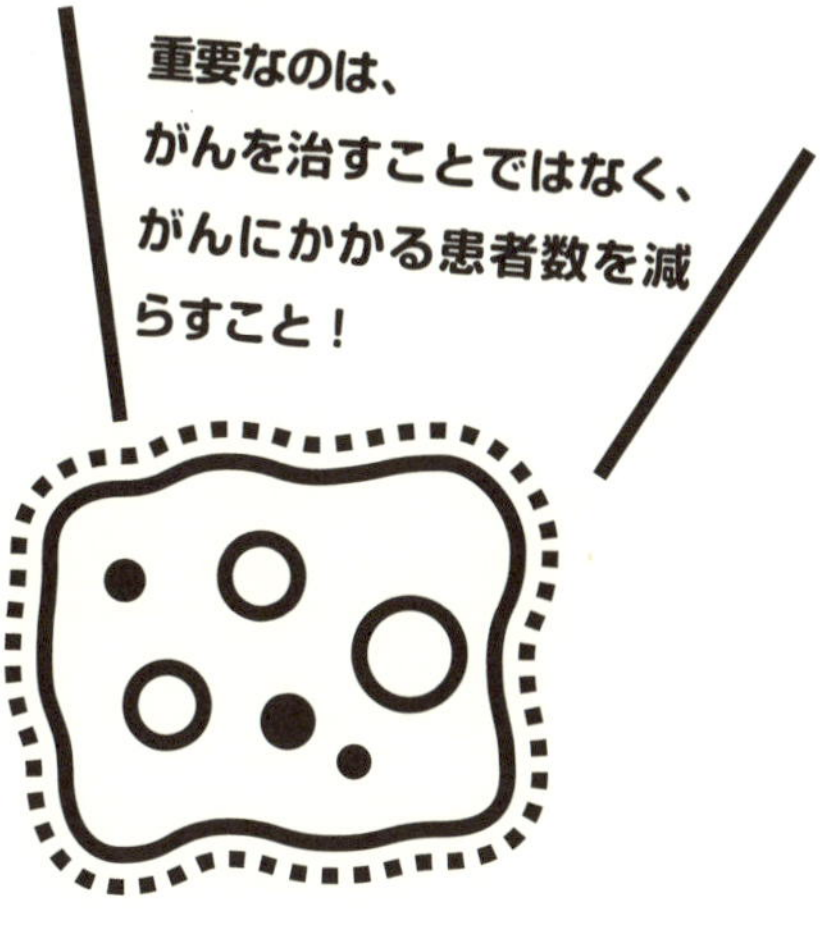
重要なのは、
がんを治すことではなく、
がんにかかる患者数を減らすこと！

がんにかかるのを待つ、という思考はおかしい！

早期発見・早期手術が一番というのは、言い換えれば、「がんにかかるまで待ちましょう」という思想です。

毎回、画像診断をして、がんが出てくるのを、待つということでもあります。

特にひどいのは、毎回ＣＴなどを行えば……例えば、**10回ほどＣＴによる検査を行うと、がんにかかる率が２倍に上がります。**

その点を無視してはいけません。

これは、西洋医学では、「**がんは予防できない**」**という固定概念**にとらわれているから気にならなくなっているだけです。

現実に、**がんの予知・予防はできます！**

私は２万人余りに、がんの予知・予防を実行して来ました。

この**早期発見・早期手術をという「がんの第二次予防法」は、50年余り実施して、全く効果が出ていないことは明瞭**であるにもかかわらず、**この愚かしい方策を信じていることが問題**です。

がんにかかる確率が、20万人から１００万人まで、増加しても、放置しているのは厚生省の未必の故意なのです。

日本ではどこでも、「がんが出てくるのを待つがん検診」が行われています。

しかし、**がんの予知・予防は確実にできる**のです。

私の開発したＴＭＣＡ検診でも実施して来ましたし、ジョンズ・ホプキンズ（ＪＨＵ）大学関係が開発したCancerSEEKでも可能です。

例えばいま、**がんにかからないための食事療法やがん予防が世の中に数多く出回っていますが、それにＴＭＣＡ検診を加えれば万全になります。**

医療業界の内部では、悪質な利権争いが延々と続いています。

その流れを変えない限り、間違いの連鎖は続くのです。

「手術」「放射線」「制がん剤治療」は、日本では標準だが米国では標準でなくなりつつある

なぜ、がんが増加し続けるこの状況を、50年間も放置してきたのか?

がんにかかる人が5人に1人から、4人に1人、次に3人に1人、最近は、2人に1人と言われてきています。だいたい10年ごとに悪化しています。

がんで毎日1000人も死亡しているという状況を放置してきた現実。

がんの治療に関してとやかく言う前に、**なぜ、わかっている「がんの予防対策」に力を入れないのか?**

がんができる理由は、明確です。

なのに、エスタブリッシュメント(権威があり思想を先導できる発言権の強い人たち)

が原因不明説を述べてきて、未だに遺伝子説を振りまいている現状です。

そのような流れに、世の中が全体的に振り回されています。

がん患者を減少するためには、がんの第一次予防を進める必要があるのですが、それを厚生省が邪魔しているようなものです。日本では、がんの第二次予防しかしないのです。

日本にきちんとした戦略本部がないことも重大です。

日本の国立がんセンターには、ゲノムセンター、検診センター、病院治療業務と3点にのみ力を入れています。米国のがんセンターと違い全体を俯瞰する戦略本部はないのです。国立がんセンターの名誉総長も、「がんセンターは無医村です」と述べているのを聞いたことがあります。

日本人で、がんが増え続けているのはこれが最大の問題でしょう。

「手術」「放射線」「制がん剤治療」は全て、がんの大きな原因である免疫低下を無視した治療法です。

しかも、これが標準治療法だなどと言っているのです。

手術をすれば、当然ながら臓器を手術するのですから、その程度にはよりますが免疫が下がります。

放射線治療は、見かけ上は手術ほど負担がないように見えますが、**放射線治療法を繰り返すことで確実に免疫は下がり、再発率を上昇させ、第二次がんを発生させやすくなります。免疫低下は、制がん剤治療以上に長引かせます。**

制がん剤治療でも、1回目は効いても2回目は効きにくくなり、3回目は全く効かなくなるという結果が出やすいのです。

それは当然です。**免疫のことを考えて、制がん剤の専門家が治療をしていない**からです。ましてや、制がん剤の治療効果を画像診断に依存し、3ケ月に1回程度しか確認していないので迅速な判断が難しいのです。

だからといって、制がん剤が効いた場合でも、最後は手術をするという方向性が出されています。

がんの治療は免疫ではなく、手術が一番だと盲信しているからです。

制がん剤が効いたと判断された後で、すぐに制がん剤治療をやめて、免疫治療に切り替えないことも問題です。制がん剤治療を漫然としていると、再発を促進することになる可能性があります。

免疫の観点を無視した治療法がおこなわれていますので、再発がん死が増加するは必然的です。

無意味ながん検診も行われている

「がんにかかりたくない」という希望に対応できない、がん検診も行われ続けています。

胃カメラで胃がんを検診するといいますが、それは胃がんを調べただけで、それ以外は無視していることと同じ」です。

もちろん、胃カメラで調べても「胃の腫瘍性のがん」と「潰瘍性のがん」を調べることができますが、「**胃のリンパ腫**」とか「**スキルス**」や、「**ＧＩＳＴ（消化管間質腫瘍）**」は見逃します。

実際には、**胃がんの手術件数は増加しても、胃がん死は減少できていません。**

ピロリ菌の証明で、オーストラリアの学者がノーベル賞を受賞しましたので、日本では、ピロリ菌を除菌すれば、胃がんが減少できるという説明で除菌対策を数多くしてきましたが、胃がん死はほとんど減少していません。

また、**肺がん**を調べるために、胸部のレントゲン写真を撮ります。

胸部写真は、肺がん検診には４％しか役に立っていないということを、厚生省が、がん学会で発表していますが、その後ほとんど役に立たない検査が延々と続けられています。

胸部Ｘ線検査で、肺がんが診断されたときには、84％は手術のできない手遅れのがんであり、早期発見・早期手術ができるのは、わずか16％というのが実態です。

厚労省もこのような発表をしながら、補助金を出してまで胸部Ｘ線検査を行い続けています。

あまりにも、肺がんの検出率が低いので、日本ではＣＴを多用しようという傾向にありますが、ＣＴ自体が莫大な放射線被爆（5～25ミリシーベルト）ですから、これを10回受ければ、がんにかかる確率が二倍に上昇します。

この被爆量は、なんと**福島の原発事故の１０００倍**です。

ＣＴや胃透視や注腸透視検査を合計10回受ければ、がんにかかる確率が2倍になります。

実際、**日本人がＣＴ検査を受けている回数は、米国人の約10倍以上**と計算されています。

これも、日本人ががんにかかりやすくなっている原因だと考えています。

日本人がまじめに、**ＣＴの被爆量について考えていないことが大きな原因になっている可能性があり**ます。

ぜひ、私の考案したＴＭＣＡ検診を受けて、危険度の高い人に対してのみ、ＣＴや造影透視をすべきです。

初めに画像診断から行うという順番が間違いの源《みなもと》なのです。

「**すい臓がん**」は、昭和天皇でさえ、３人の大学教授が寄って集って胃と大腸の検診をしても、黄疸が出るまで気づくことができませんでした。そしてようやく、すい臓がんの診断ができた時には末期だったというのが現実です。

血清蛋白分画と鉄とフェリチンと、CA19-9と、SPan-1を調べれば、どんな画像診断よりも早く、すい臓がんを調べることができるのに……。

ＣＴでの診断は、１００％は信用できない！

ＣＴは確かに素晴らしい技術の結晶ですが、多数のＸ線像をコンユーターで再構成したものですから、Ｘ線の切り方によっては、分解能以下であれば実際にはあっても「ない」

とと再構成されます。。

しかし、米国では、**「肺がん」の検査にＣＴをすべきでない**と言います。

本来ならば、「血清蛋白分画」と「ＣＥＡ」と「フェリチン」（札幌医科大学が提案した）を測定すれば、肺がんは、はるかに早く見つけられますが、ほとんどの人間ドックでは採用していません。

「大腸がん」では、「内視鏡」や「注腸造影検査」がされていますが、どんなに丹念に大腸がんの検診をしても、大腸がんの一部は検診できますが、その他の臓器のがんは調べていないのです。

それよりは、「ＣＥＡ」と「ＴＰＡ」と「ＳＬＸ」と「フェリチン」と「鉄」と「血清蛋白分画」を調べれば、もっと正確に大腸がんを調べることができます。

画像診断には限界があります。

未だに画像診断に極端に固執しているから、診断ミスが起こり続けるのでしょう。

画像は目で見えるので理解しやすいのですが、ＡＩの必要性が語られる時代に、未だに画像診断に、依存していることがおかしいのです。

TMCA検診は、画像診断の精度の100倍です。

電気信号で、事前に列車が近づいているかどうかを電気信号で知るのと、視認で列車が近づいたかどうか確認するのと同様の差です。

目で見る、視認にこだわる比較の現象でしょう。

CTという素人にわかりやすい診断方法だけに、固執することが時代遅れでしょう。

目で見る検査に依存しすぎてはいけない

日本ではCTは保険で、ほぼ無料のように適用されています。計算をすれば米国人の10倍も多く「**CTによる被爆**」を受けている、という問題をおろそかにはできないでしょう。

日本人が米国の2倍もがんにかかり、死亡している率が高い背景にはCTの被曝の影響があるのかもしれません。

がんの検診は、やはりＴＭＣＡ検査をして、その中で、高危険度群に対して、ＣＴを適用とするべきでしょう。ＣＴから先に適用するというのは問題です。

日本では、ＣＴの被爆が実に大きいという点が、過小評価されています。

技術国家はいいのですが、ＣＴ偏在と実施回数の問題で、悪弊が表れているのではないでしょうか？

ＣＴは、世界で1万４０００台あります。そして、そのうちの**４割が日本**にあります。

日本ではＣＴが、毎年１０００台ずつ増加しています。

日本では画像診断は、国民健康保険・社会保険などでほぼ無料ですから、安易にＣＴ検査が行われる環境になっているのです。

もと日本のがん専門の研究機関の責任者だった方の奥さんが肺がんにかかり、その再発を防ぐために、ＣＴ検査を年に8回もしていました。６年間の間に、総計で48回です。その奥さんは3度目の肺がんで亡くなりました。
がん専門の研究機関の責任者が、ＣＴの被爆量のことを全くわかっていなかったことは、日本の悲劇と言っても過言ではないでしょう。

大腸がんには、大腸内視鏡が信用されていますが、内視鏡では見ることができないがんもあるということです。

目で見る検査に依存しているから、大腸がんが増加する可能性があります。

内視鏡検査で大腸がんを防ごうという論理が存在し、ポリープの手術などが行われていますが、技術を信じるだけでなく、**肉食の多い食事を改善してポリープができないようにすることが必要**なのです。この大腸内視鏡は、自家撞着に囚われやすい検査です。

医師は、**大腸内視鏡が始まってから大腸がんが減少したためしがない、**という歴史に目をつぶるべきではないと考えます。

がんの三大療法でさえ、目で見ることに依存している

がんの三大療法……すなわち「手術」「制がん剤（化学療法）」「放射線」は、いずれも検査法として「ＣＴ」「エコー」「内視鏡」「ＭＲＩ」などを使って患部を目で見て、「バイオプシー（biopsy　生検《せいけん》）」をし、その上で顕微鏡下で病理医が、がんと診断してから治療が始まる、としています。

三大療法でさえ、肉眼で見えるかどうか、ということが手術範囲を決めるカギになるわけです。このような方法をとっている限り、「目で見て」という条件でバイオプシーできる分解能力は１センチ（すなわち、がんが１センチ大以上でないと見つけられない）です。

その発見したがんの周辺にあるだろうと考えられる微小がんの問題は、分解能力以下のことですから、すべて無視ということになります。

つまり、たとえ直径５～８ミリのがん（微小がん）があっても、結果的には「無い」と

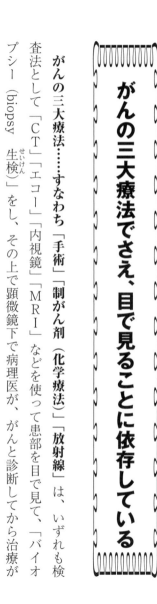

いう判断になります。

実際に**手術、制がん剤、放射線の三大療法でのがん治療後、5割程度は再発しているのが実状**です。これらの治療方法では、身体に大きなダメージを与えてしまい、自己治癒能力を低下するので、再発のリスクが大きくなってしまいます。

それを考慮に入れたとき、患者にとって治療の苦痛に耐えるだけのメリットがあるのかどうか、はなはだ疑問です。

また、手術でがんを切り取っても、がんになった原因を放置したままでは、すぐに再発してしまいます。

現在の、がん治療の常識を疑うべきではないでしょうか?

電子レンジと添加物に注意!

日本では、スーパー、コンビニ、家庭など、さまざまな場所で安易に、電子レンジが使われていますが、**食品中のアミノ基やカルボニル基に、２００～３００度の温度が加えられると発がん物質ができやすいのです。**

電子レンジは、確かに便利な家電製品です。

特に現代では便利だからといって、料理の下ごしらえから全て、電子レンジに頼ってしまうメニューも増えています。

しかし、よく考えてみてください。

電子レンジを多用することによって、**お子様たちが小さな頃から、添加物などの入った食品を発がん物質に変えて口にすることになる危険性が、高まってしまいます。**

手間がかかっても、電子レンジの使用は最小限に抑えることをおすすめします。

また、一定の時間が経てば、どんな食べ物でも腐ってしまうのは当たり前です。

その劣化を防ぐために、スーパーやコンビニで売っている商品の多くには添加物が含まれています。

ハムやソーセージに多く使われている**「亜硝酸塩」は、ＷＨＯがはっきりと発がん性を**

指摘していますし、防腐剤や着色料、乳化剤などにも注意しましょう。

さらに、添加物の中にはアミノ酸が加わっていますので、発がん物質のできる可能性が非常に高いと言えるでしょう。

添加物の影響は、十分に調べられているとは言えません。

添加物を電子レンジにかけると、さらに発がん物質を作った後、口に運ぶことになります。

農薬の影響についてもすでにいろいろな本で書かれています。しかし、大手の食品会社の利害が絡んでいるので、マスコミでは正しいことが報道されません。

食べ物は、**人に良いもの**を食する必要があります。

「色」や「匂い」や「雰囲気」、あるいは「誘惑」で、食を選択すべきではありません。

自分の身体は天から授かったものですから、大切に扱うべきです。

バブルの前には、焼肉、焼き魚の消費が増え、**味の素（グルタミン酸配合）**も大量使われました。

そのような時代にがん死が激増していることを、今こそ考えてみてください。

がんと診断されたら、なぜウツに？

がんと診断されたら、約２割の患者が「うつ病」にかかると言われていて、１年以内に、自殺や事故などを起こす危険度は20倍に増加しています。

それは、医師の説明の仕方に問題があるので、医原病とも言えます。

これは、日本の西洋医学が閉鎖的なために、もたらされる結果の一つだと言えるでしょう。

日本の医師は「ＭＤ」だけがほとんどで、あり、**米国の医師は、「ＭＤ（医学士）」「ＤＯ（オステオパシー医）」「Ｈ（ホメオパシー）ＭＤ」「Ｎ（ナチュロパシー）ＭＤ」などという四種類の医師**がいます。

そのため、がんと診断されたときに、患者さんもがんに対していろいろな認識をもつことができますが、日本と米国の「ＭＤ」は、立ち位置が違うとはいえ、日本には「ＭＤ」しか存在していないため、情報の閉鎖空間が生まれてしまい、うつ病にかかりやすくなってしまうということでしょう。

日本の場合は、国民が西洋医学の「ＭＤ」だけしか知らないので、日本の西洋医学が如何に閉鎖空間であるかということを知らず、情報不足になってしまうからこそ生じる現象だと考えられます。

日本の多くの医師が、がんに対して閉鎖的な考えを持っていて、それを主張し過ぎるために救いのなくなった患者さんが、うつ病にかかりやすいという結果が出るのでしょう。

▼日本人と米国人で違う「死生観」

さらに、日本人と米国人では大きな違いがあるのは、「がん」と「心臓疾患」で、どちらが診断されたときの印象が悪いか、という質問に対して、**日本人は心臓と血管病なら死因としては印象が良く、がんの方が印象が悪く嫌だという**のです。

しかし、**米国人の場合は、「がん」よりも、「心臓」、「血管病」が良くないと感じる**というのです。

これは、日本人の場合には、「心臓」、「血管病」ではひと思いに死を迎えることができるが、「がん」は痛みで苦しんだ末に死を迎えるため、がんは嫌だというイメージを持っているのでしょう。

米国人の場合には、がんは死ぬまでに時間があるので、家族との間で、十分な時間がもてるので、がんの方がいいというのです。

「心臓」「血管病」の場合には、突然この世を去らなければならない可能性が高いので、この死因は避けたいということです。

日本人と米国人では、死生観が全く違います。

がんは簡単に予防できる病気です。

がんに対する誤謬《ごびゅう》を克服しましょう。

免疫対策は重要だが、西洋医学では無視されている現状

日本のがんの医療現場では免疫を測定していないので、**免疫に関する知識がひどく不足しています。**

しかもがん対策では、外科的対策が95％ですから、**がんの専門医でも免疫に対しては無知な状況**に陥っています。

制がん剤を使うオンコロジスト（腫瘍・がんにかかわる診断・治療・臨床研究などを行う医療従事者）も全く免疫を測定しませんので、同様の欠点をかかえています。

しかし、「免疫が低下してがんができるきっかけとなる」という事実は、変わることがありません。

★冷たいものを控える

免疫に関しては、冷たい物を飲み、腸を冷やすことが最も悪いでしょう。
これが、潜在感染をきたして、腸管免疫を下げるのです。
がんは低血圧、低体温の人で酸素不足の臓器に起こりやすいのです。

腸には温度センサーがありません。

冷たいものを飲んだり食べたりすれば、それが腸の中に入り、腸管免疫を傷害させて、腸内細菌がやすやすと腸管内に入り、白血球やリンパ球に侵入して防衛細胞の機能が弱化するということが判明しているのです。

日本のがん治療では免疫問題が軽視されていますが、冷たいもの中毒として、冷たいビール、よく冷えた缶ジュース、オーバーアイス（氷を入れて飲むこと）、アイスクリームなどを大量に摂取することは、自傷行為です。

★腸管内細菌を増やす

腸管内細菌を増やして、免疫を下げないようにしましょう。

特に、牛や豚を飼う環境のある田舎のようなところで、子どもは成長した方がいいようです。

★薬物に依存しない

感染症にかかったときに、「炎症抑制剤」や「抗生物質」に依存し過ぎないで治すことをおすすめします。


発熱をするということは、身体の免疫を上げる最大のチャンスなのです。

そんな時に、熱を抑える医薬品をむやみに使用するのは、免疫を鍛えない愚かな行為です。

★ビタミンの状態を調べておく

ビタミンA、ビタミンC、ビタミンDは、がんとの関係が深いので調べておくことをオススメします。

★自分の免疫力は自分でチェックする

自分の免疫が鍛えられているかどうかは、血液検査の数字を確認するとわかります。

白血球数が、５０００以下になっていないかどうかで、定期的に確認してみましょう。

白血球数が、３０００くらいになると重症です。

腸管でリンパ球が作られていることもやオプジーボの件でノーベル賞を受賞した本庶先生が解明していますので、腸管の免疫の低下問題は重大です。

がん細胞が勝手に増殖するといわれていましたが、免疫能力の低下により発症していると考えられます。

白血球が低下する現象は、医師も理解していないことが多いので、皆様が検診をされるときに、**自分の白血球数やリンパ球のパーセンテージは、必ず自分で確認をするべき**です。

★正式に免疫測定をする

免疫測定には、私が行っている検査では3万5000円くらい必要ですが、重要なことなので普段から免疫を測定すべきでしょう。免疫を測定する費用がない人には、「自律神経測定法」で『良導絡検査』（測定価格は1000円くらい）を行うことで、免疫を推定できますので、ぜひ試してみてください。

また、「血中のサイクリックAMPの濃度」は、免疫能力との関係があるので、これも調べておく必要があるでしょう。

昔、よく行われていたツベルクリンBCG検査をしなくなったことも、T細胞性免疫を低下させて、がんにかかる率を上げているという報告もあります。

栄養指導について未熟な日本の医師たち

実は、**日本の医学部には数カ所（13％）しか、栄養学教室がありません。**

一方、**米国では全ての医学部（１００％）に、栄養学教室がある**のです。

日本の医学部の教授たちは、現役のときには「食事とがんは関係ない」というのですが、多くの人は、退職後に「食事は大切だ」という見解に変わってしまいます。

米国も、１９６０年代には「がんウィルスの研究者以外は、がん学者ではない」と主張していました。

しかし、日本の学者・杉村隆先生が、がん研究所の所長をしている頃、１９７７年に「**肉の焦げが強い発がん性を持つ**」という論文を発表し、米国のマクガバン上院議員を動かしました。

マクガバン上院議員は、ホワイトハウスで、「米国では、なぜ食物とがんという問題の研究をしていないのだ」という発言をしたのです。

当時の日本では、がんは「胃がんのみ」で、がん死の確率も米国の半分でした。

そのため米国では「**日本食は理想食だ**」という判断をして、「食事とがん」という問題が米国の重要なテーマとなりました。

米国はがんの二次予防中心の検診から、**がんの第一次予防中心の対策へと転換を図ることにした**のです。

さらに、**米国では、「食事とがん」という問題を5年ごとに国家として検討**して、米国民ががんで死なないようにしよう、という「**国家がん法**」を設立させて、1971年にニクソン大統領が署名をしました。

がん死亡者を減少させるには、何よりも食生活習慣が重要という認識で、米国の医学部には、すべて栄養学講座が設けられています。

そして、**国民の食生活を改善させ、がん死亡率を下げるための研究や対策に対して、国をあげて正式に費用が投じられた**のです。

日本には公衆衛生大学院もなく、食事に対するプロジェクトを厚労省が実施した話は聞いたことがありません。

がん予防に役立つ食品群「デザイナーズフーズ」

1980年代に調査研究がひと段落すると、1990年には、米国国立がん研究所が「**デザイナーフーズ・プロジェクト**」を開始しました。

そして、がん予防に役立つ食品群を「デザイナーズフーズ」としてまとめ、野菜の摂取を呼びかけたのです。

中でも「**5 A DAY（ファイブ・ア・デイ）」は一般的にもよく知られており、野菜や果物の摂取を増やし、低脂肪・高食物繊維の食生活を普及することを目標に、野菜や果物を一日に5皿以上食べる運動**が推進され、野菜や果物を摂取する習慣が米国民の間で少しずつ広がりました。

ただ、この表は米国で作成されたために海藻類に関する調査が不足していますが、現在ではこれらにくわえて加えて多くの海藻類が、食生活に取り入れられるようになっていま

デザイナーズフーズ

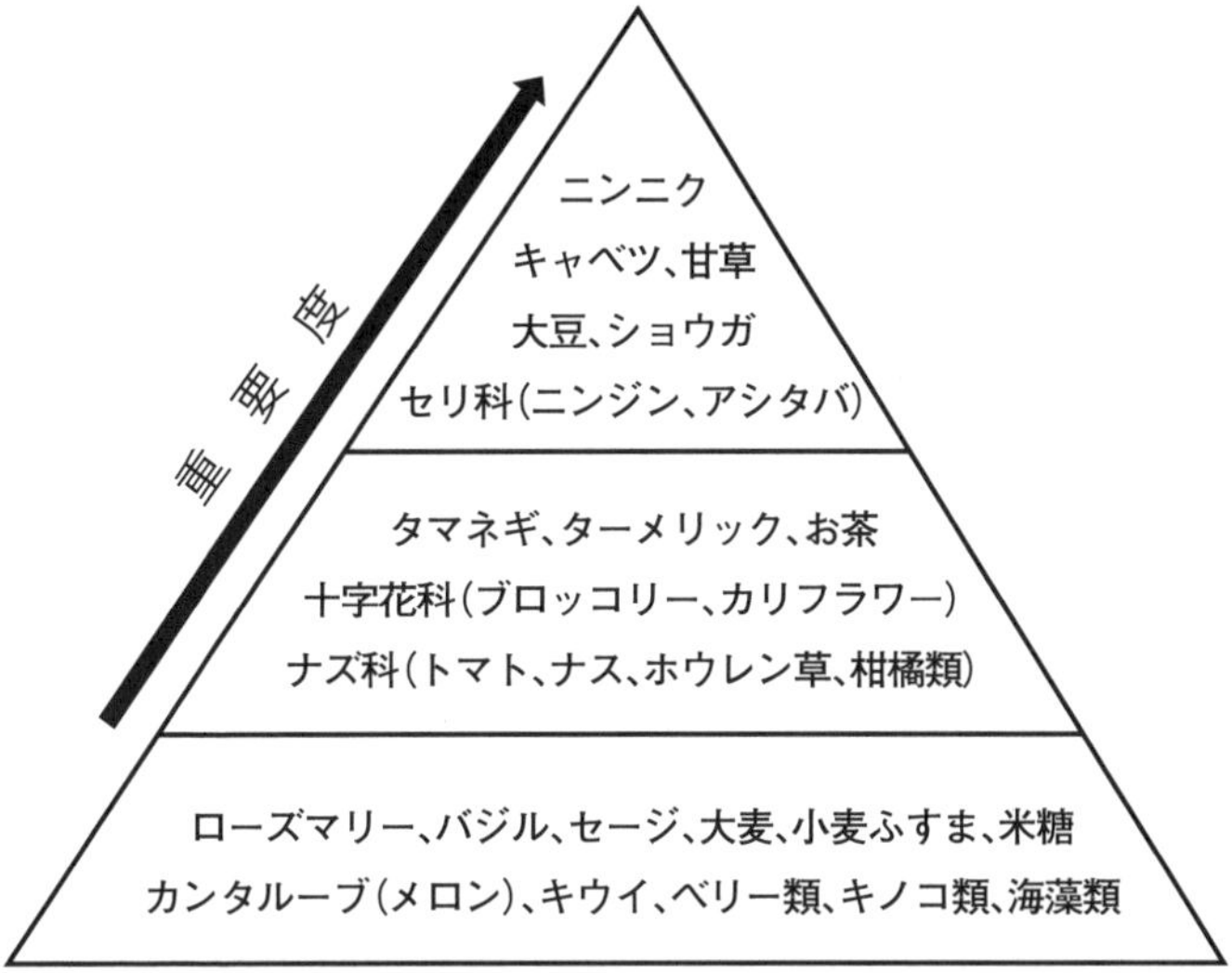

ガン予防に効果のある植物性食品(主に野菜や果物などの約40種類)をピラミッドの表にまとめています。この「デザイナーフーズ」にあげられた食品は、ガン予防以外にも免疫力を高めたり、生活習慣病を防ぐ作用もあり、毎日食べたい食品です。

このグループの上位に位置するものほどガン予防に効果があるとされてます。

す。

こうして**米国は世界に先駆けて「食生活の改善」や「禁煙運動」に取り組んだ結果、がん死の減少に成功**しました。

2015年の米国国立がん研究所の発表によれば、**20年の間にがん死亡者は22%も減少した**、ということです。

米国の人口増加との比較でみれば、40%余りの減少です。

日本には**「六つの基礎食品群」**という指針があり、栄養士などもこれを参考にしている人は多いと思いますが、この広い食品をバランスよく、食品に入れるという指針は、誰がどういう根拠で考えたものなのでしょうか?

第一群として**「良質の蛋白質に魚、肉、卵、大豆、大豆食品」**が掲げられています。

そして、第二群に**「カルシウムに、牛乳、乳製品、海藻、小魚類」**を上げていますが、

これは完全に**米国のカロリー栄養学の洗脳であり、米国の悪い時代の食事を取り入れる指**

針としか考えられません。

日本で牛乳がまだ主流でない時代に、カルシウムが牛乳で補給できるとしたのは、明らかに米国の洗脳でしょう。

これらの結果が、日本のがんを激増させてきた理由でしょう。

もちろん40年前には、日本には胃がんしか発症していなく、サンマなどを七輪で焼いて、焦げたところがおいしいと言って食べていた時代です。

あれほど、発がん物質を含んだ食品を食べ、煙草を吸いまくった時代でしたがそこで、がんが急増したりしていません。

がん死の急増は、やはり牛乳の供給量が１００倍、肉の供給量が20倍に、そして米穀食が減少して、パン食が20倍に増加していることが重要な原因でしょう。

がんは「食生活習慣病」であるという証明

１９７０年代、**がんは「食生活習慣病」である**ことが、米国・ニューヨーク州にあるコーネル大学に所属する栄養生化学のＴ・コリン・キャンベル教授たちによる、中国の大規模な疫学調査「**チャイナプロジェクト**」などにより判明しています。

この調査は１９７３年から１９７５年にかけて行われました。

当時の中国は経済的に貧しく、国内を広範囲で移動できるのは全人口の数パーセントだったため、**地域による食生活習慣の違いが明確に残って**いました。

このため、例えば66〜67ページに掲載した図のように、**特定のがんの死亡率が多い地域と少ない地域にくっきり差があるという調査結果**が出ました。

この図は、中国全土で行なった死亡率調査を元に「１９７３年〜１９７５年の男性の〝胃がん〟の死亡率」を群別に色分けしています。

アミ点の濃度が一番濃い部分は「死亡率が著しく高い」で、以下、アミが薄くなるに従って死亡率が低くなっていきます。白い部分はデータがない場所です。

このデータを含めた報告をまとめた書籍では「あるがんの罹患率が最も高い地域では、そのがんの患率が最も低い地域の１００倍もあります。この数字は驚くべき差である」と指摘しています。

「がんは遺伝子の病気である」と考えていた人々にとって、これは衝撃的なデータだったはずです。

遺伝子の異常が原因でがん発生するのであれば、多少の誤差はあるとしても、どの土地の誰でも、同じような割合で発生することになるはずだからです

このような結果がとっくに出ているにも関わらず、日本の医学界は、遺伝子研究や遺伝子治療などに矛先を向けてしまったのです。

本書籍の後半では、がんの正体について明確な答えを出していきます。

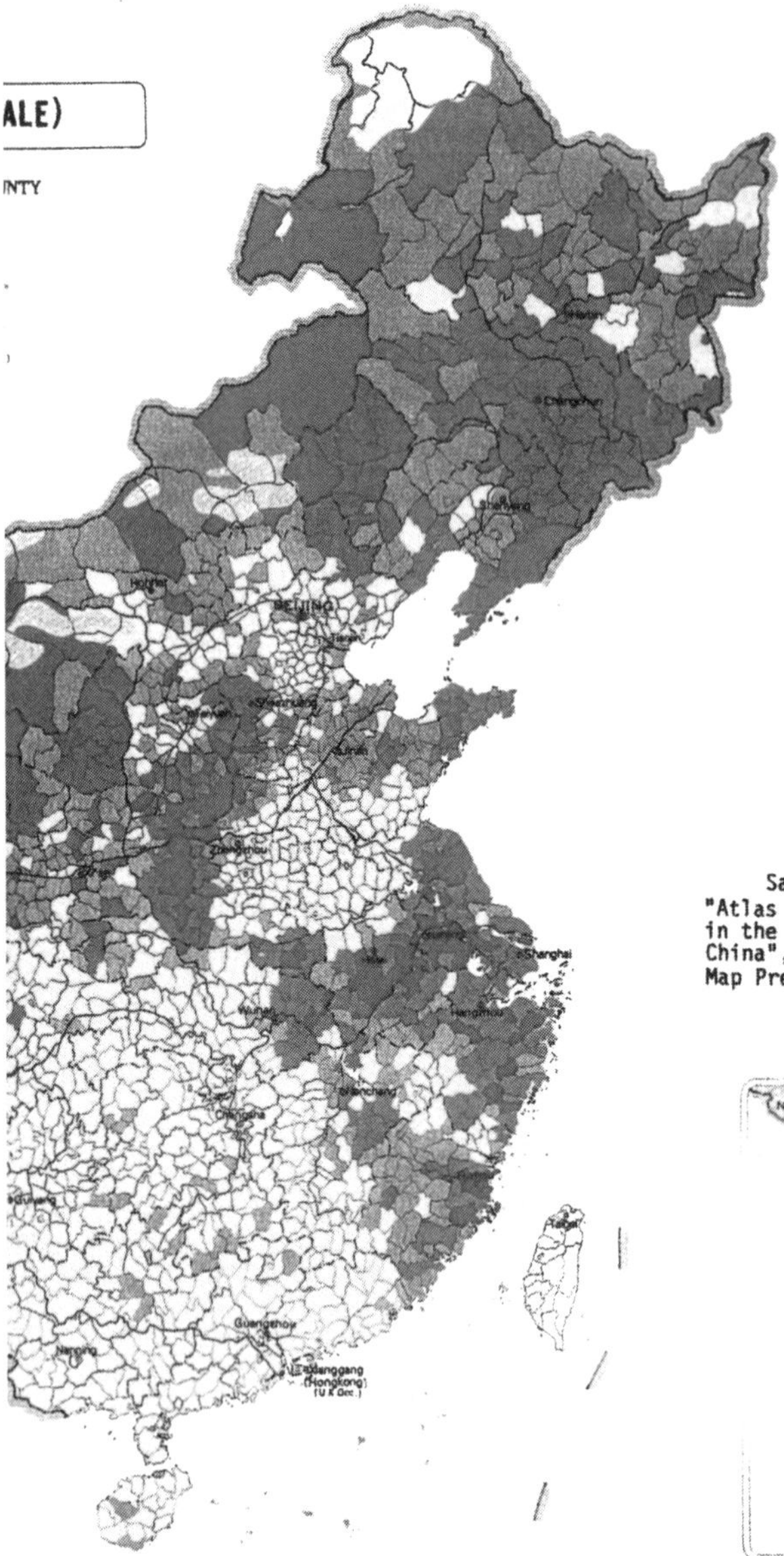

Sample map taken from "Atlas of Cancer Mortality in the Peoples Republic of China", published by China Map Press.

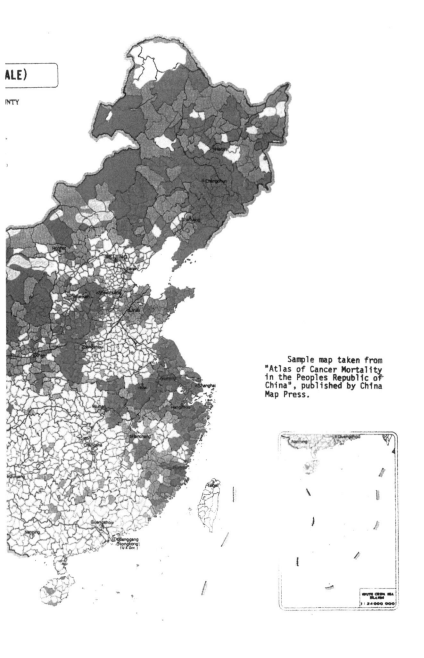

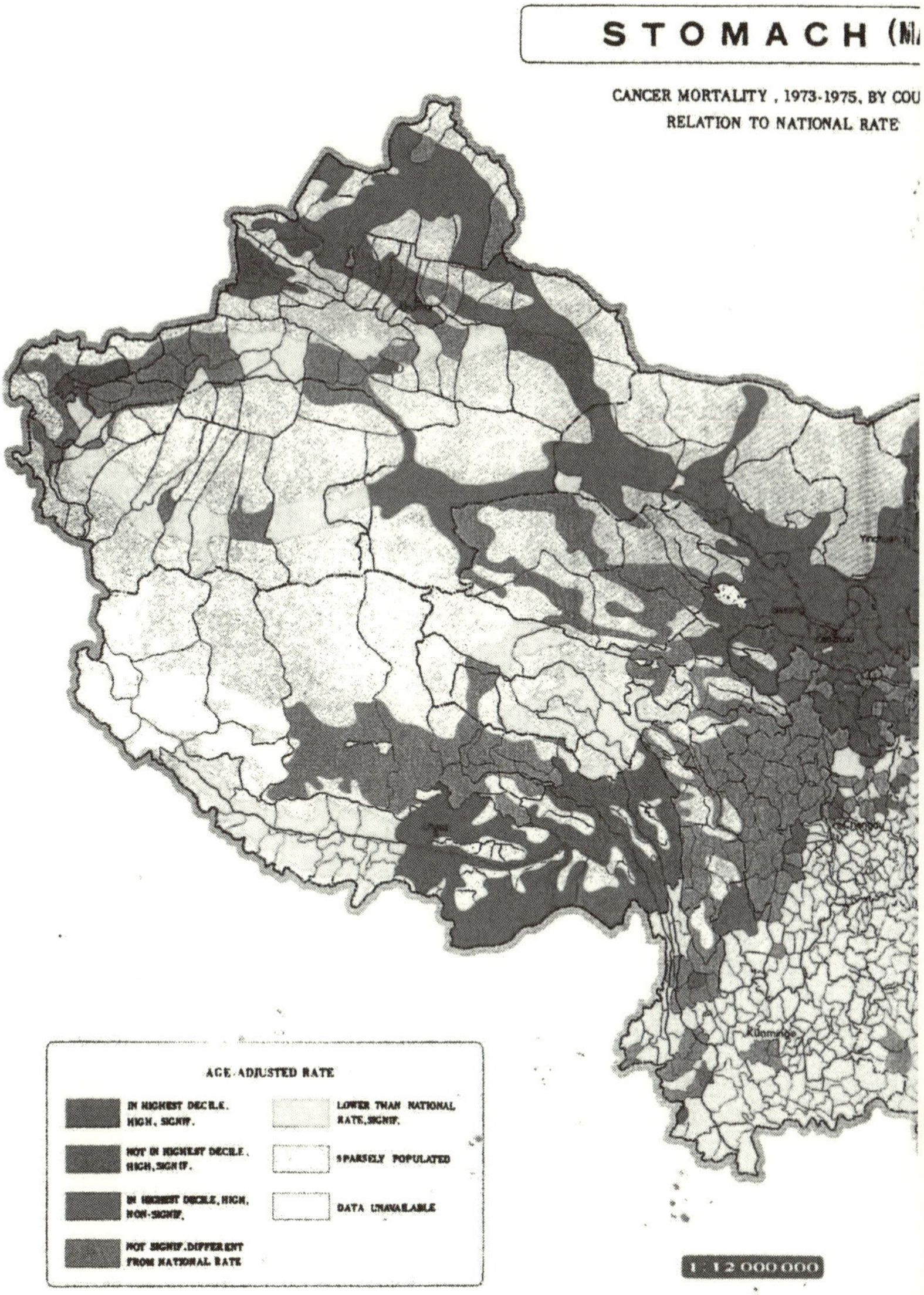

（出典／T・コリン・キャンベル、トーマス・M・キャンベル、松田麻美子訳『チャイナスタディー〈合本版〉』グスコー出版／168ページ）

移住による胃がん、大腸がん、前立腺がんの影響

左ページのグラフは、移住による胃がん、大腸がん、前立腺がんの影響を調べたものです。

移住により結果に違いが出るようなら、遺伝ではなく生活環境、特に食生活環境の変化にがんの原因があるということが、考えられます。

この検証の結果、カリフォルニアに移住した日本人の胃癌が減少した、という結果が出ています。

その子供の代になると、さらに減少して、カリフォルニアに住んでいる人と変わらなくなります。

この変化に、遺伝子が関与するわけがありません。

逆に、移住に応じて、大腸がん、前立腺がんは増加してきます。

がん発症の増減は明らかに、食生活習慣の変化です。

移住によるがんになる頻度の変化

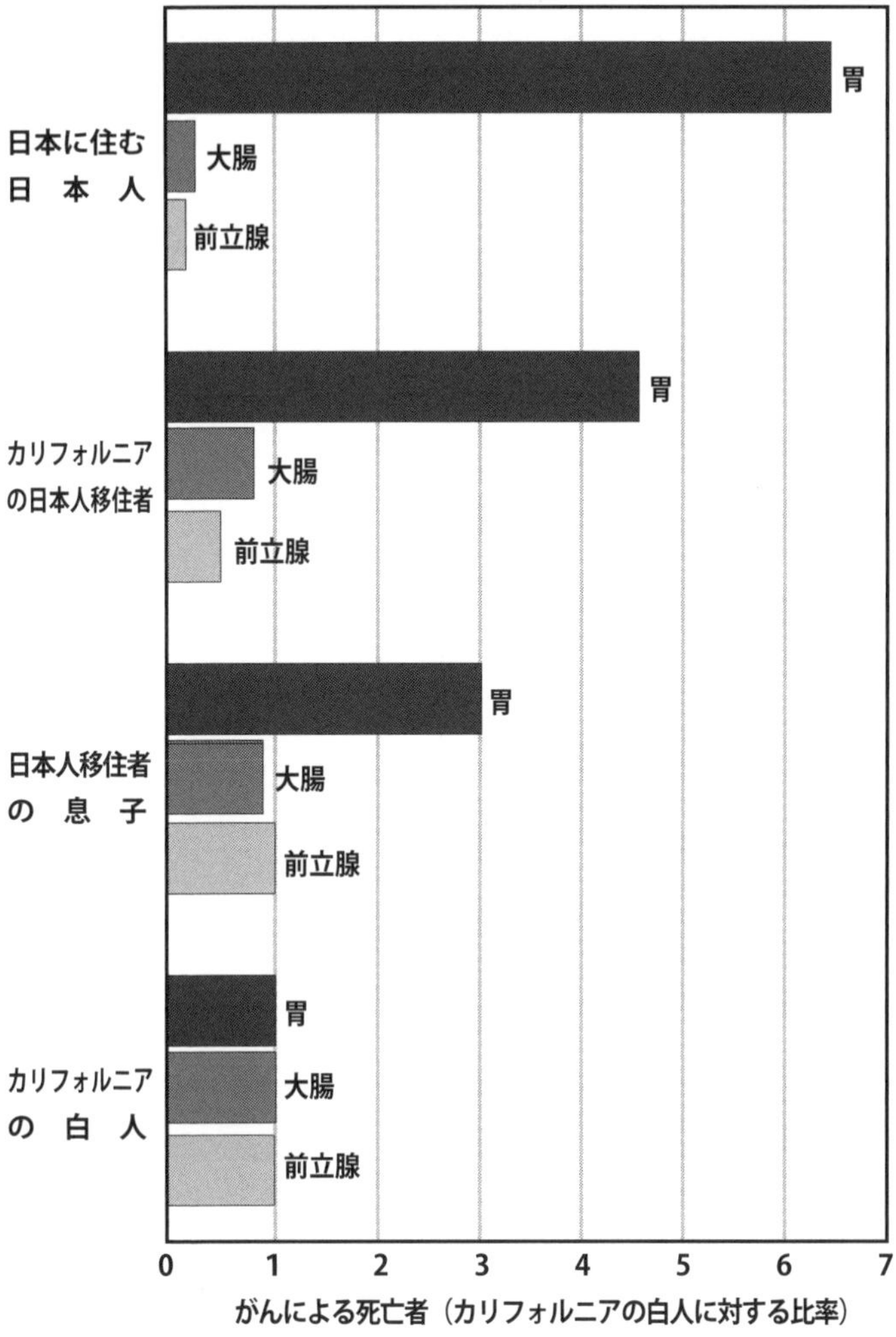

「高たんぱくの食事」が、がんの促進要因となる

日本のがん医学は、「**発がん物質**」**単独**で進んできました。しかし、がん病巣に関しては**たんぱく量が重要**で、その量的な影響は極めて重要で明確です。

現在の日本の医学界では、「**良質なたんぱく質をたくさん採りましょう**」**などと指導しているケースが多いと思いますが、これが大きな間違い**であることが明白です。

次ページのグラフを見てください。

たんぱく質の量は、10％が適正であり、5％では病巣を強く抑制します。20％になると、病巣を15倍以上に増加させます。

特に**10％を超えると、老化物質**（ＡＧＥ）**も増加**してしまいます。

また、キャンベル教授は食生活とがんの関係を研究し、マウスによる実験で**高たんぱく**

の食事（アミノ酸スコアが高い肉や魚、乳製品などの割合が高い食事）が、発がんや、がんの成長に決定的な要因となることを発見しています。

異なった食事タンパク質量による病巣成長の促進状況

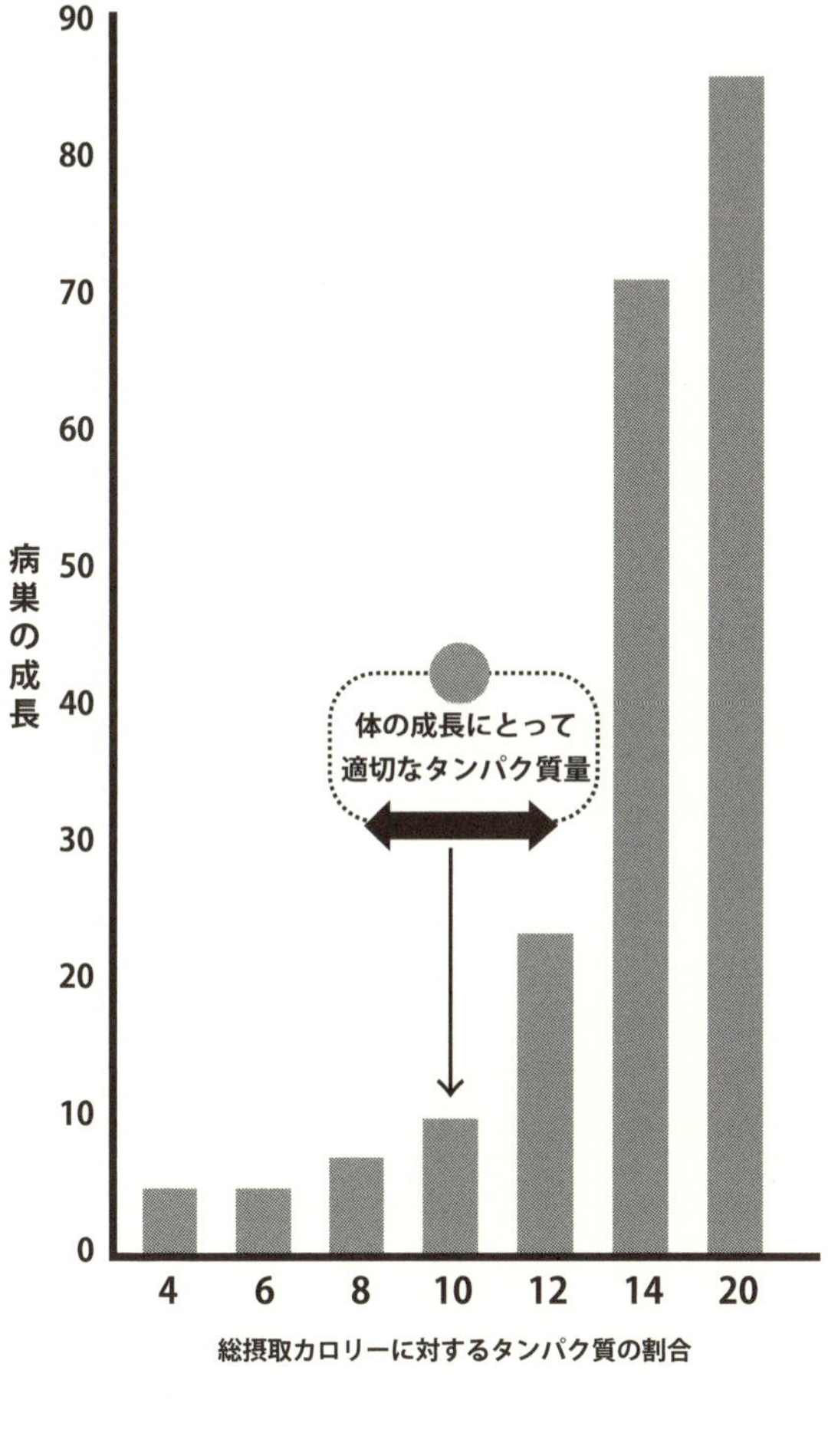

【図1】食事タンパク質が肝臓の酵素活動に与える影響

タンパク質の摂取量20％の食事から5％の食事にすると、発がん物質（アフラトキシン）が、肝臓の酵素（混合機能オキシターゼ）の活動によって、危険物質に変換される割合が、大幅に低下したことを示しています。

【図2】食事タンパク質と病巣の形成状況

【図3】発がん物質の投与量と、タンパク質摂取量の関係

がん病巣の形成にたんぱく量が大きく影響することは【図2】でわかります。

【図1】食事タンパク質量が肝臓の酵素活動に与える影響

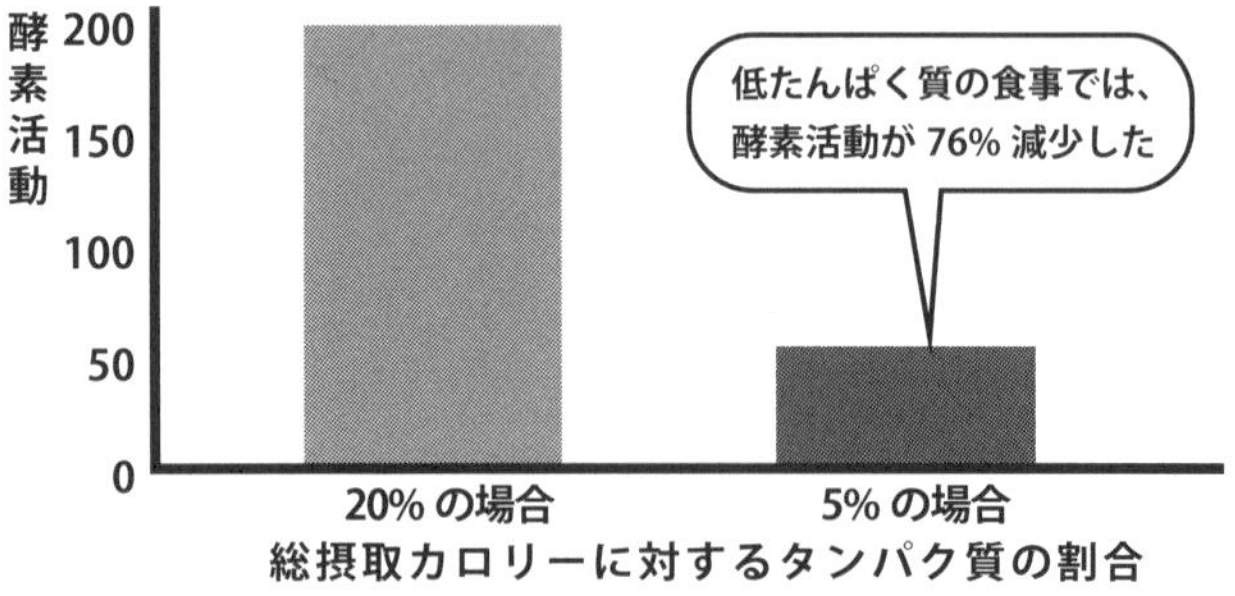

（注）たんぱく質の摂取量が減少すると、肝臓内の酵素の活動が激減します。このことは、体内に取り込まれた発がん物質が酵素の活動によって危険物質に転換される割合も減少することを意味しています。

※縦軸の単位が無記入なのは、原書に基づいたためです！（同様）

【図2】食事タンパク質と病巣の形成状況

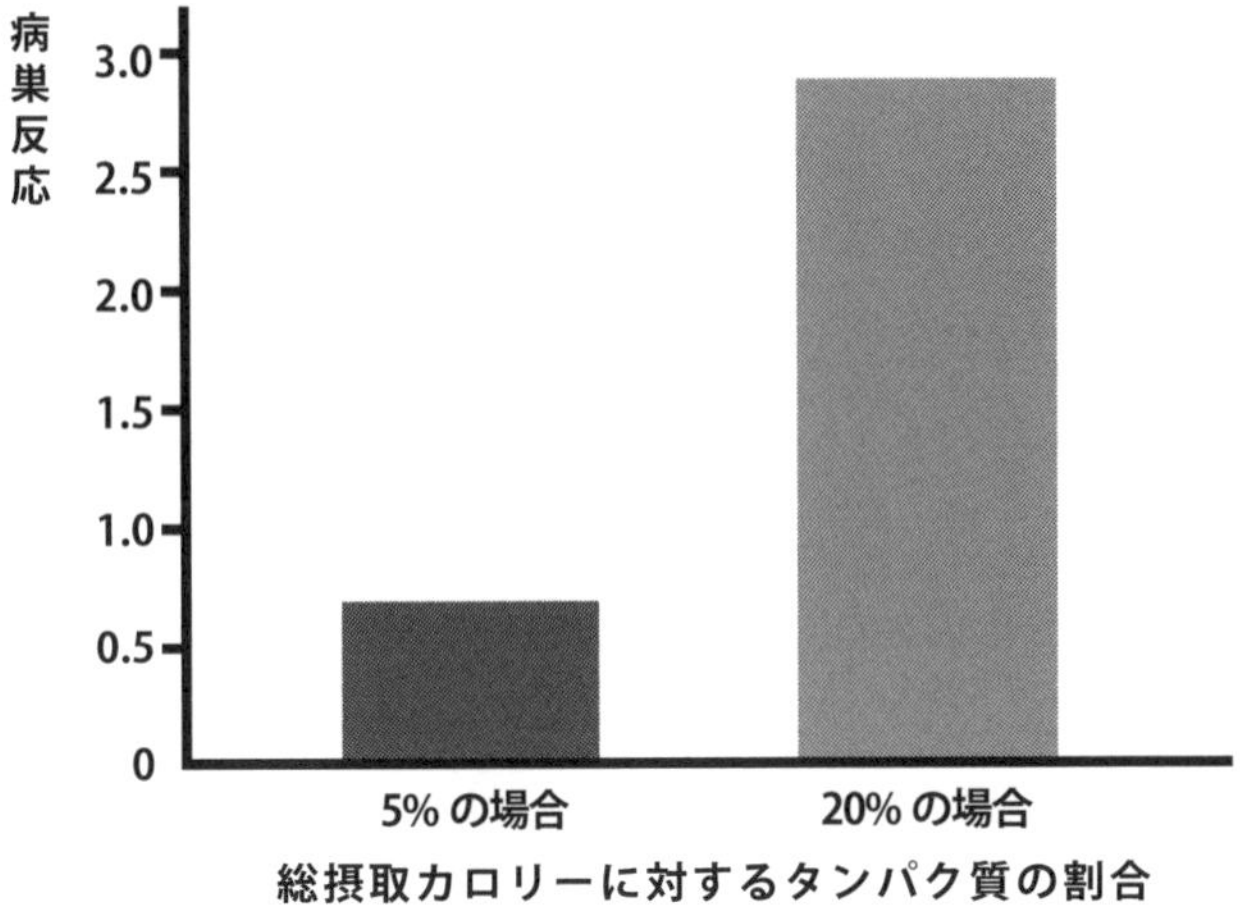

【図3】発がん物質の投与量VSたんぱく質摂取量

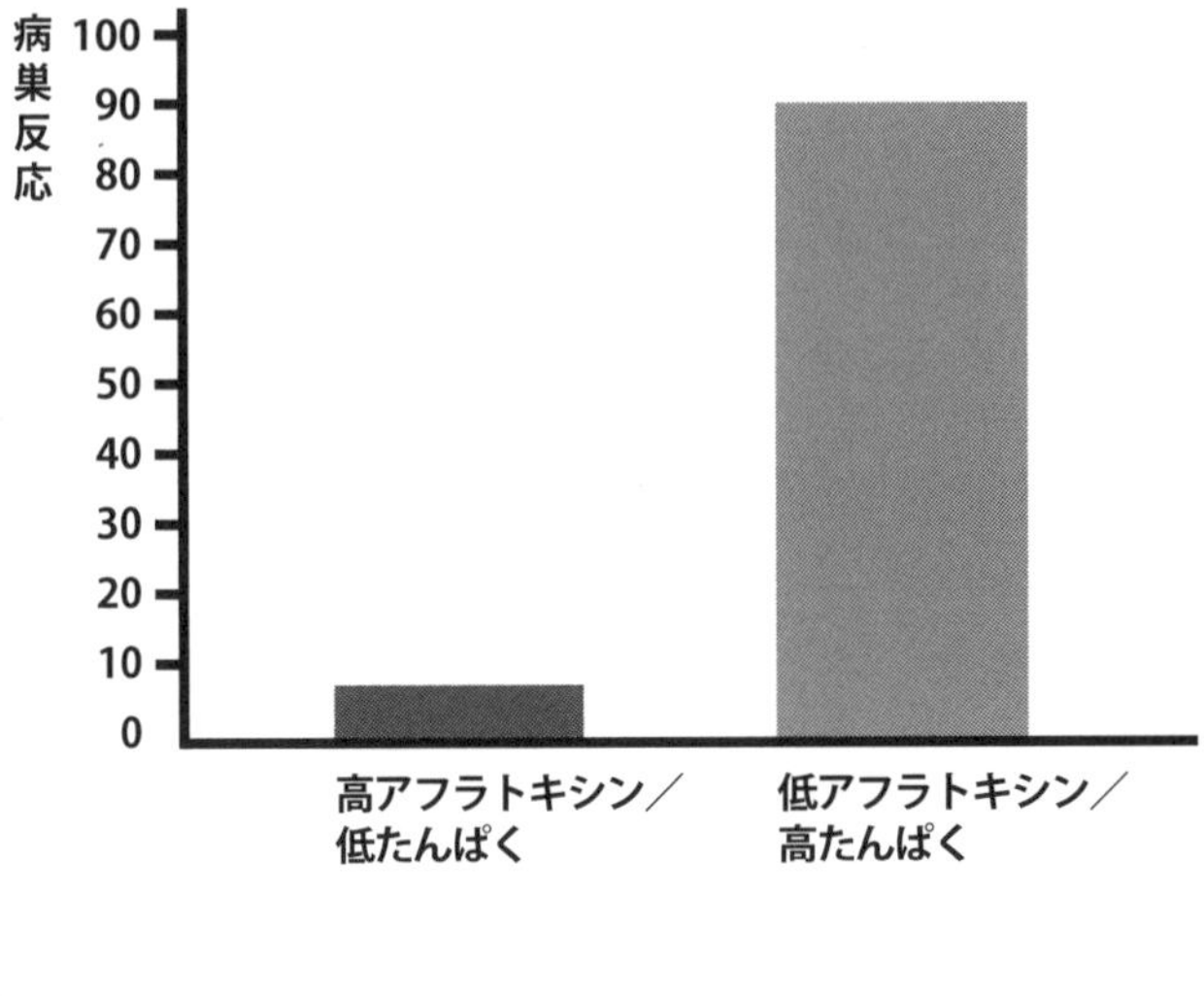

【図3】を見ると、「高発がん物質と低タンパク質の組み合わせのグループ」は5個くらいの病巣を作り、「低発がん物質と高タンパク質の組み合わせ」が90個くらいのがん病巣をつくることがわかります。

つまり、**発がん性物質よりも高タンパク質の摂取が、18倍も病巣が増加することになります。**

発がん物質のカクテルとも言えるタバコが減少してもなお、肺がんが増加している現実は、**日本人がタンパク質の摂取量を増加させてしまっていることが理由として大きい**のです。

【図4】発がん物質(アフラトキシン)投与量と病巣反応の関係

改めて発がん物質とタンパク質の組み合わせを明確化する実験をネズミで行ってみました。発がん物質と五パーセントのタンパク質の組み合わせでは、ほとんど病巣は増加しま

【図4】発がん物質の投与量VSたんぱく質摂取量

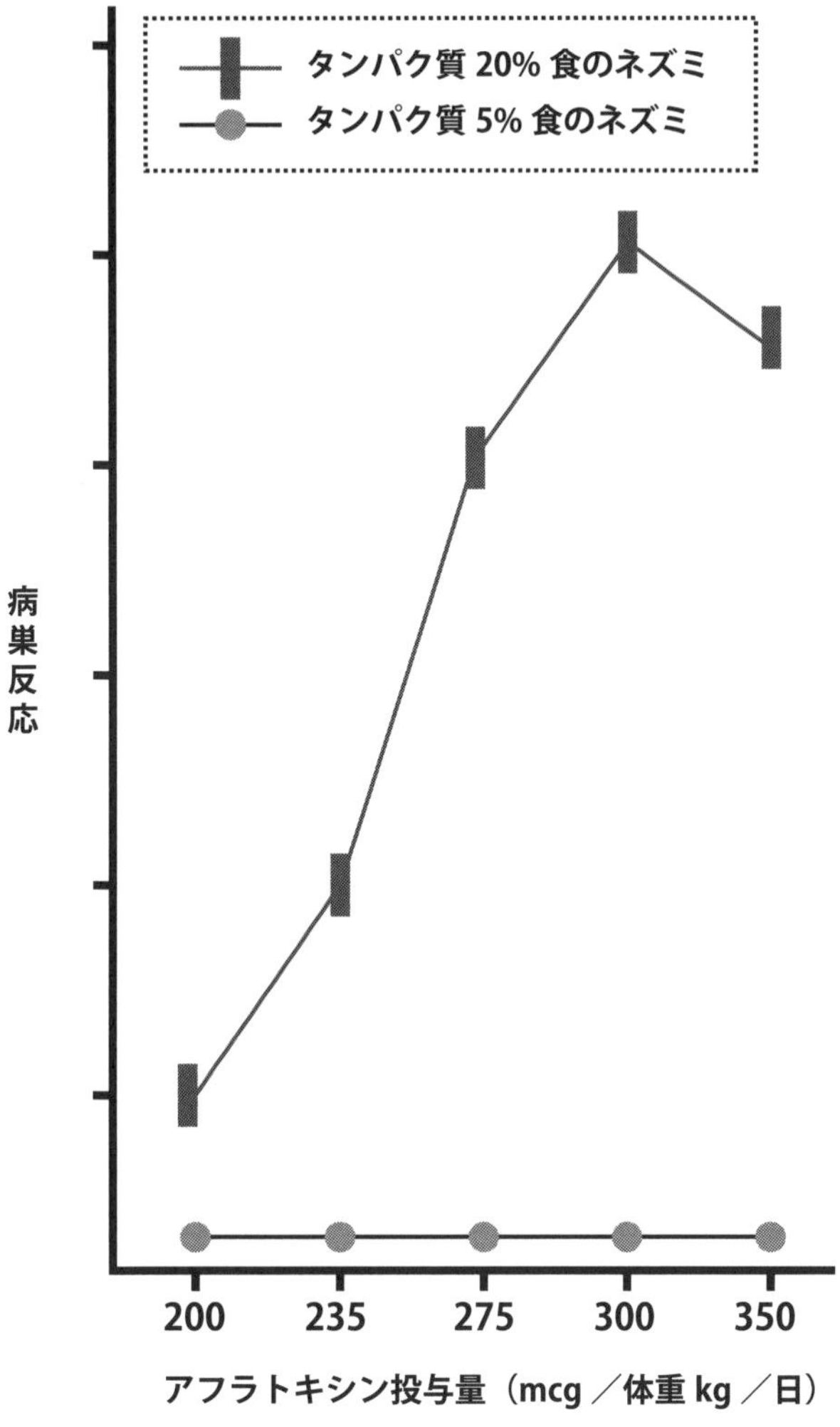

せん。

ところが、**発がん物質と20％の高タンパクの組み合わせが、2倍から10倍くらい増加**させます。

▼「植物性タンパク質」と「動物性タンパク質」の違い

植物性タンパク質である小麦の「グルテン」を、動物性タンパク質の牛乳の「カゼイン」と同じ割合の20％を投与しても、カゼインと同様の結果を引き起こすことはないことを示しています。

また、植物性タンパク質の「大豆タンパク」を、前二者と同様に20％投与した群では、小麦のグルテンのように、初期の病巣が形成されることはなかったことを報告しています。**発がん物質が体内に入ったとしても、動物性の高タンパク（肉や魚や乳製品）の摂取が少なく、植物性で低タンパクの食事であれば、発がんや病巣の形成を抑えられることを明らかにしているのです。**

ただし、がんにはグルテンの影響がなかったとしても、「**グルテン過敏症**」という問題が、近年クローズアップされています。

これには注意しなくてはなりません。

「**グルテン過敏症**」とは、小麦などに多く含まれているグルテンを摂取することにより、人によっては様々なアレルギーを引き起こしたり、脳神経にゴミを残す可能性があると言われています。

アレルギーの自覚症状は人によってバラバラですが、少し体調が悪いと感じる程度だという人が多いようです。

その症状の1つに「偏頭痛」がありますが、脳に明確な影響が出ていることがわかっています。

ガンには影響がなかったとしても、グルテンフリーの食事を心がけたほうがいいと言えるでしょう。

「がんの原因論」をもう一度、整理する必要がある

がんという病《やまい》にとって、食生活習慣はきわめて重要な要因であることをお伝えしてきました。

しかし、日本の医学会ではがんを「遺伝子の病気」ととらえています。

遺伝子やその発現プロセスの異常をがんの原因とみなす**「遺伝子異常説」が現在、主流になって**います。

１９８２年に、私も席を置いたことのある国立がんセンターの放射線生物研究室で、小浦M氏、関口豊三氏らにより発表されたノーベル賞級の「がん細胞と正常細胞のサイブリッド実験の論文」が、日本ではほとんど注目されませんでした。

ところが、この論文が米国の学者を動かして、Cancer as a metabolic disease（2011 Wiley）という本を作らせる動機を与えて、**がんの遺伝子説の間違いを決定的に証明**しています。

▼がんの遺伝子異常説はただしいのか？

ここで、簡単にその説明モデルについて考えてみましょう。

人体の最小単位は細胞ですが、その細胞の核には染色体があり、ＤＮＡ（デオキシリボ核酸）という形で、遺伝情報が書き込まれています。

遺伝情報が発現するには、ＤＮＡの情報がＲＮＡにコピー（転写）され、タンパク質に合成（翻訳）されるプロセスが必要です。

これが正常に行われれば、細胞は遺伝子のプログラムどおりになります。

しかし、**ＤＮＡに傷がついて「突然変異」が起こったり、転写や翻訳の途中でミスが起こったり、異常が発生すると、制御を失って勝手に増殖・転移する「がん細胞」が生まれると考えてきました。**

がん細胞は他の細胞や組織に浸潤してダメージを与えるので、「**悪性腫瘍**」と言われます。

がんができる一連のプロセスを、二段階で説明する「**二段階説**」があります。

【第一段階】

ウィルス、活性酸素、放射線、紫外線、たばこなどの「イニシエーター（発がん因子）」が**細胞核にある遺伝子を傷つけ、突然変異を起こす。**

【第二段階】

突然変異した細胞を脂肪や食塩、ホルモン、化学物質などの「プロモーター（がん促進因子）」が、**際限なく増殖・転移するがん細胞へと変化させ、「がん化」が完成**します。

もちろん、微小ながんが発生しても、免疫によって排除されたり、がん抑制遺伝子によって抑え込まれたりすれば、がん化のプロセスは止まります。

そのため最近では、遺伝子異常はもう少し時間と段階を経て起こるという「**多段階発がん説**」に変わってきていました。

遺伝子異常説はこのように、タバコや放射線、活性酸素などを発がん因子と考え、脂肪、食塩、化学物質など食生活の内容もがん促進因子として見ています。

ただし、それらの因子によって生じた**「遺伝子異常ががんという病を不可逆なもの（もとに戻せない状態）にする」と見なしている点に、課題が含まれている**と思います。

▼がんは遺伝する病気ではない

「一度、遺伝子の異常でがん細胞ができたら、制御不能に増殖し、転移してしまう。もはや元に戻せないので、がん細胞は切除するほかない」というイメージが蔓延してしまっているところに大きな問題があるのです。

臨床医や患者、臨床現場で、「手術」「抗がん剤」「放射線」の三大療法が主流となってしまっているのは、コントロール不能になった増殖・転移するがん細胞を早く取り除くか、殺さなければ命にかかわる、という腫瘍縮小効果にしか関心のない考えからです。

日本では２人に１人ががんにかかり、３人に１人ががんで亡くなっているという状況なので、なおさら、**がんを「元に戻せない遺伝子の病気」のように誤解しているの**でしょう。

しかし、本書籍を読んでいただき、その認識を変えて欲しいのです。

がんは遺伝しません。家族の食生活傾向が似てしまうことにより、遺伝するように見えてしまうだけなのです。

私が提案したいのは、がんを恐ろしい遺伝病のようなものと捉えるのを一旦留保してほしいということです。

実験や臨床で明らかになった事実をふまえ、がんの原因を再検討するとともに、冷静にがんの正体を見極める必要があるのではないか、と考えています。

有名な医師でも過ちに気がついていない

三大療法の可否について、いくつかの考察を述べたいと思います。

がんセンター・腫瘍内科の有名医師のお話を聞いた際の内容です。

▼制がん剤治療は本当に正しいのか？

まず、抗がん剤による制がん剤治療がいいのか、悪いのかという基準が不明だということに気づかされます。

一番の問題点は「腫瘍縮小効果」と、「寿命の効果」とが区別されていないことです。

例えば、腫瘍は四週間で、縮小したが、六ケ月後に患者さんが死亡した場合、それで抗がん剤が効いたといえるのか！


次に、抗がん剤がその患者さんに効くのかどうかの感受性を調べないで、投与を開始して、1～2回ごとにでも、抗がん剤が効いているかどうか全然調べていないのが問題です。

がんセンターの総長も、がん細胞を殺そうとして、がん患者さんを殺してはいけないと言っているのです。

私の考案したＴＭＣＡ治療は20年以上前に、がんの一流の専門誌に対して論文を出していました。しかし、全く検討もせず、無視を決め込むのはおかしいことです。

また、自費治療は信じてはいけませんというのです。


どんな治療法も初めは自費で効果例を積んでいくものなのです。


自費は信用できず、高すぎますと言いながら、がん免疫治療薬である「オプジーボ」は効果がありますというのですが、現段階では３５００万円もかかる薬です。

しかも、せいぜい2～３割程度しか効ない薬です。

オプジーボが、従来の抗がん剤より効果があったと説明していましたが、５割以上、効かない薬を認可しているのはおかしいのです。

▼なぜ古い方法にしがみついているのか？

日本のがんセンターの医師たちは、20年以上もの間、免疫治療は詐欺だと長らく言ってきました。

最近ようやく、免疫チェックポイント阻害治療薬である「オプジーボ」の登場で、免疫を否定できなくなってきました。

しかし、医師が免疫治療のことをよく理解しているわけではないのです。

ましてや、**制がん剤と免疫治療を同列に扱うこと自体に、大変な間違い**をしています。

制がん剤専門の腫瘍内科医は、食事療法を全く無視していました。

オンコロジスト（腫瘍・がんにかかわる診断・治療・臨床研究などを行う医療従事者）であるが、がん患者の治療医師ではないという感じでした。

食事が効果あるかどうかはＴＭＣＡ検査を行えばわかりますが、画像診断程度では不十分で、わからないことが多いでしょう。

何よりも悪質なのはがんセンターを後ろ盾にして、大口をたたき、食事療法が効いているかどうか判定する科学的な目安を全く持たずに、個人の経験談だけをしゃべっていたのです。

がんセンターの有名医師がこの程度ですから、日本のがん死が減少しないのはがん専門医という医師が視野狭窄だからです。

「早期発見・早期手術」をすればがんになっても助かる、と言います。

しかし、このがんに対する二次予防対策は、**米国が約40年前に「この方法ではがん死を減少できない」という結論を出している方法**なのです。

その古い方法……30年以上もだらだらと効果の出ない、がんの第二次予防をなぜ続けるのか」？

【第2章】

がんと遺伝子は関係ないという根拠

がん細胞の核を入れた正常細胞が、がん化しなかった

がんについては、ドイツで150年前に提唱されたウイルヒョウの説（突然変異説）を長らく信じてきましした。

公衆衛生学的研究では、**がんの遺伝子異常説がほぼ間違いである**ことは判明していましたが、当時の国立がんセンターの総長は、遺伝子異常の積み重ねによるコピーミスだと説明し、主張して、逆分化異常と説明していました。

しかし、「がんの原因」を検討するにあたって重要な実験が、1980年代に相次いで行われました。

1982年代には、がんセンターにもゲノムセンターが作られて、日本の約95%のがん研究者が「がんは遺伝子異常だ」と信じ始めていました。

ところが、私も所属していたことがあるがんセンターの放射線生物研究室で、がん細胞と正常細胞のサイブリット実験（ミトコンドリアを入れ替える実験）をして、**核の遺伝子が、正常細胞になるかがん細胞になるかのカギをまったく握っていない、**ということをはっきりと証明したのです。

しかし、このノーベル賞級の仕事は、日本ではまったく注目されませんでした。

この報告や、１９８７年と１９８８年にイスラエルとシャーファー両先生が行なった、がん細胞と正常細胞のサイブリット実験などが、米国のジョンズ・ホプキンズ大学のペーター・ペダーセン教授や、ボストン大学のトーマス・セイフリード教授らに確認されました。

そして、２０１１年発表のCancer as a metabolic diseaseに掲載され、世界中の医師たちがその内容を目にすることとなりました。

そして、**がんはミトコンドリア呼吸代謝異常だという認識が、今では世界の知識となっているの**です。

（3）正常細胞の細胞質＋がん細胞の核

Normal Cytoplasm +
Tumor Nucleus

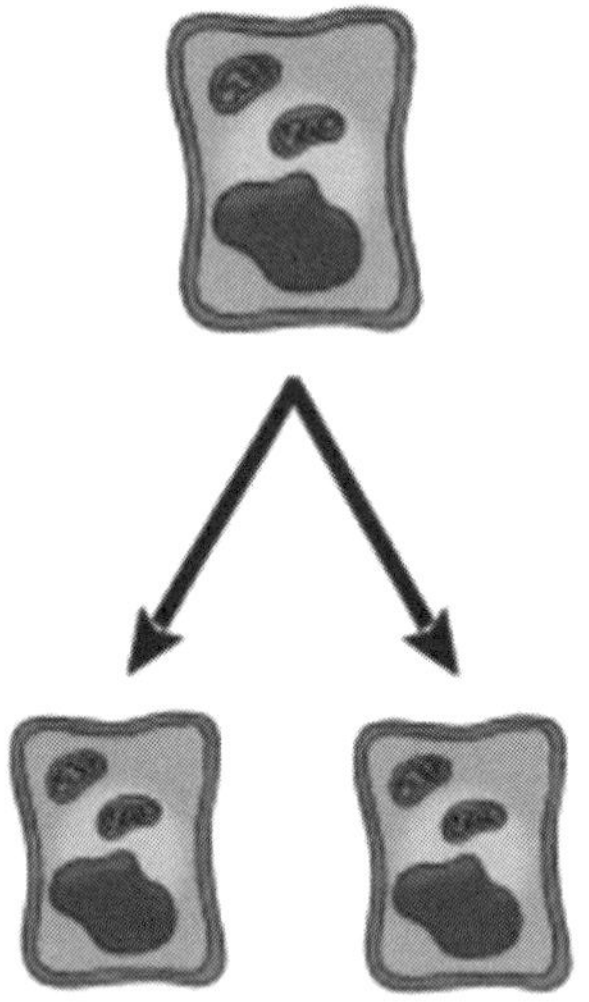

正常細胞
Normal Cells

細胞核を抜いた「正常細胞の細胞質」と「がん細胞の核」を融合した細胞が分裂増殖すると正常細胞になる

（4）がん細胞の細胞質＋正常細胞の核

Tumor Cytoplasm +
Normal Nucleus

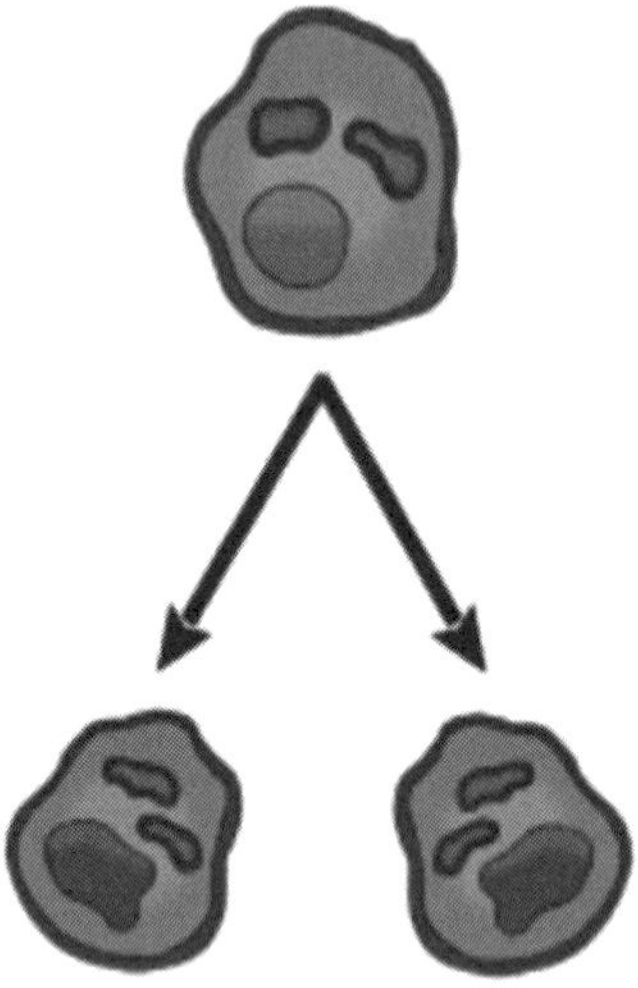

がん細胞 or 死
Tumor Cells ／ Death

細胞核を抜いた「がん細胞の細胞質」と「正常細胞の核」を融合すると、がん細胞になるか、死ぬかとなる

【細胞のサイブリット実験】

（1）正常細胞

Normal Cell

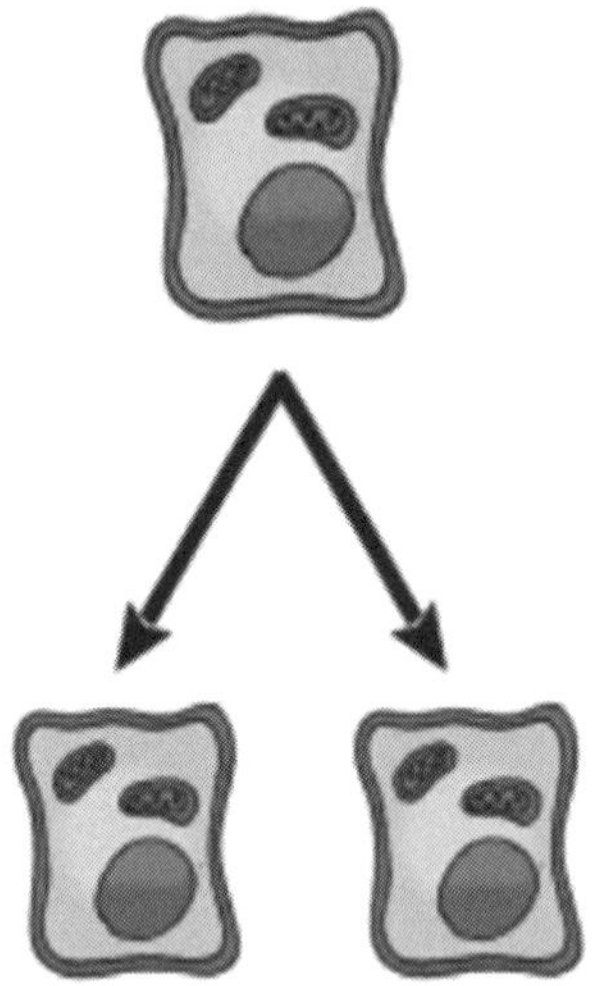

正常細胞
Normal Cells

正常細胞が分裂増殖すると、基本的にはそれぞれの細胞が、正常細胞となって分裂増殖する

（2）がん細胞

Tumor Cell

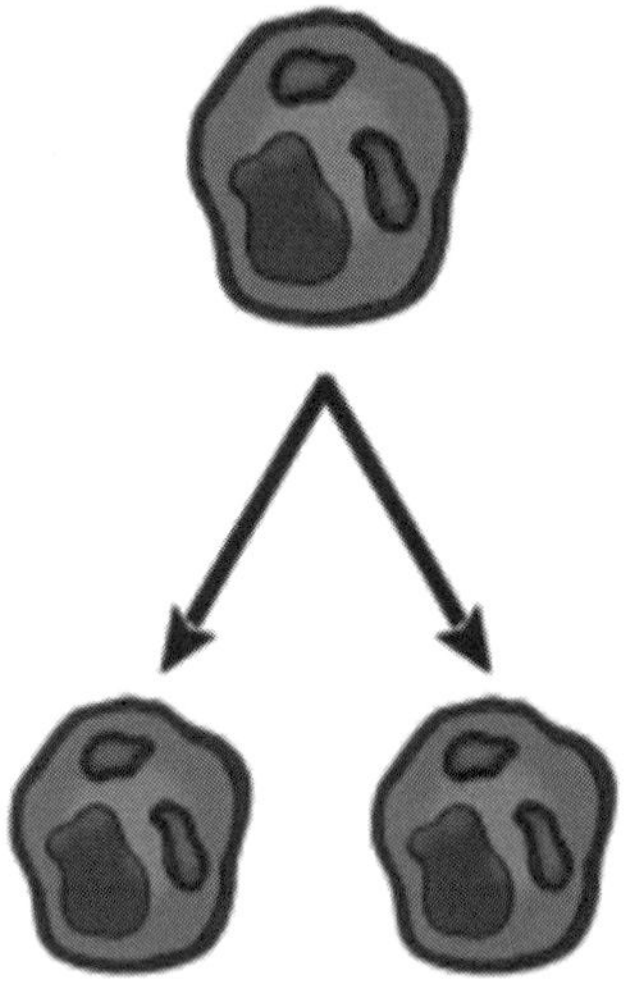

がん細胞
Tumor Cells

がん細胞が分裂増殖すると、基本的にはそれぞれの細胞が、がん細胞となって分裂増殖する

そのサイブリット実験では、「正常細胞の核抜き細胞とがん細胞のハイブリッドを作ると、正常細胞ができる」ことを証明しています。

逆に「正常細胞とがん細胞の核抜きをハイブリット化すると、そのサイブリットはがん細胞になるか、死ぬかである」ことを証明したものです。

この実験結果は、核の遺伝子説の間違いを示すものですが、この事実は、がんの三大治療の根拠をすべて、無意味にさせることになってしまうので、医療業界からの抵抗も非常に大きなものとなります。

もし遺伝子異常でがんが発生するのであれば、遺伝情報は細胞核に保管されているので、がん細胞の核が入った「3」の細胞は、変異したＤＮＡによってがん細胞になるはずなのです。

正常細胞の核が入った「4」の細胞は、核の遺伝情報が正常なのだから、がん細胞にはならないはずです。

ところが、実験結果はまったく逆のものでした。

つまり、**がん細胞になるかどうかはＤＮＡのある核に影響されるのではなく、細胞質の状態に左右されるのです。**これが実験から明らかになったのです。

細胞が「がん化」する理由は明白！

では、細胞質のどのような状態が、がん化の原因なのでしょうか？

その答えを得るためにも、もう少し、がん細胞に関する実験や観察された事実、そこから考えられる仮説を見ていきましょう。

さらに、ジョンズ・ホプキンズ大学の瀬崎先生らが行った実験では、次のような報告がなされています。

互いに融合して成熟した状態にあるミトコンドリアのいる細胞に、ミトコンドリアを分裂に導くタンパク質（ダイナミン様タンパク質＝ＤＲＰ１）を加えると、**がん細胞で多く見られる「ＭＡＰＫ経路」が活性化し、ミトコンドリアは縮小と断裂（断片化）**しました。

補足すると、ＭＡＰＫ経路というのは、細胞の外のシグナルを核内に伝えるシステムで、細胞の増殖、生存、分化などの機能を調節します。

このシグナル伝達経路の一つである「**ＲＡＳ**」は、多くのがん細胞で活性化すると言われています。

この細胞には「悪性黒色腫の変異体（がん細胞）」と診断され、ＭＡＰＫ経路の一つであり、がん細胞で多くみられる「ＲＡＳ変異」が起こっています。

また、**がん細胞特有の代謝――酸素呼吸の低下と解糖の増大――**をしていることがわかりました。

この細胞にがん抑制遺伝子を加えると、断片化していたミトコンドリアが融合、成熟し

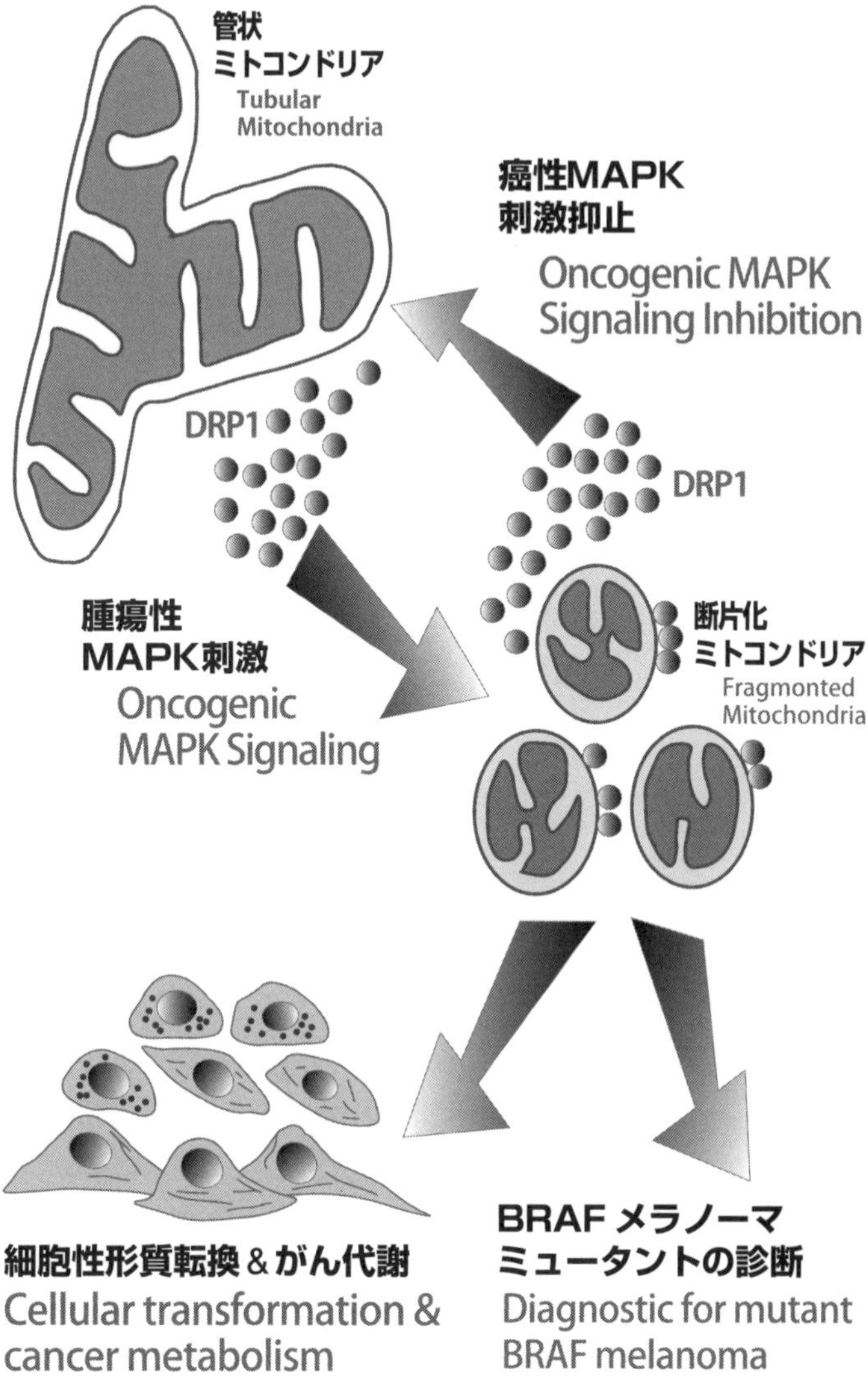
管状
ミトコンドリア
Tubular
Mitochondria
癌性MAPK
刺激抑止
Oncogenic MAPK
Signaling Inhibition
DRP1
DRP1
腫瘍性
MAPK刺激
Oncogenic
MAPK Signaling
断片化
ミトコンドリア
Fragmonted
Mitochondria
細胞性形質転換＆がん代謝
Cellular transformation &
cancer metabolism
BRAF メラノーマ
ミュータントの診断
Diagnostic for mutant
BRAF melanoma

た状態のミトコンドリアに戻りました。

この実験では、**ミトコンドリアが分裂し断片化すると、酸素呼吸が低下して発酵が増え、がんの代謝が起こることがわかりました。**

その逆に、**がん化が抑制されると、分裂し断片化したミトコンドリアが再び融合し、成熟した状態になり、正常代謝に戻っていく**ことがわかります。

がん細胞が正常細胞に戻るプロセスでミトコンドリア復活

もう20年以上も前のことですが、和漢薬のシンポジウムにおいて金沢大学の小田島粛夫教授が、「モーリス肝がん培養細胞に朝鮮人参のサポニンを20マイクログラム投与する前と後」の顕微鏡写真を示されたことがあります。

以下の写真は、上が肝がん培養細胞にサポニンを投与する前、下が投与した後です。投与前には、培養液の中で細かく断片化していたがん細胞が（写真上）、大きく一つ一つはっきりした正常細胞に再分化しているのがわかります（写真下）。

この写真は、**がん細胞が正常細胞に戻ることをはっきりと示して**います。

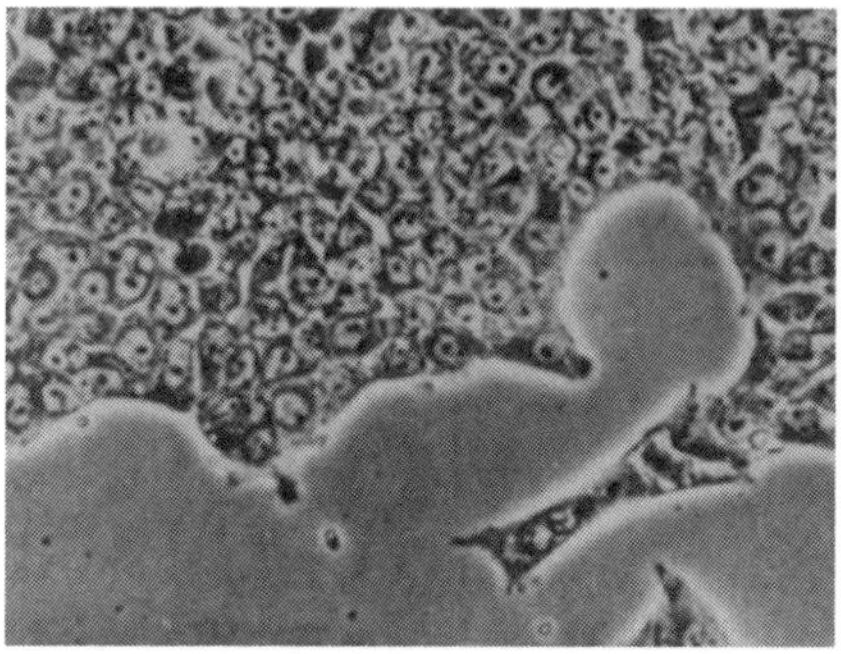

モーリスの肝がん培養細胞（培養細胞）の再分化＜未処理＞

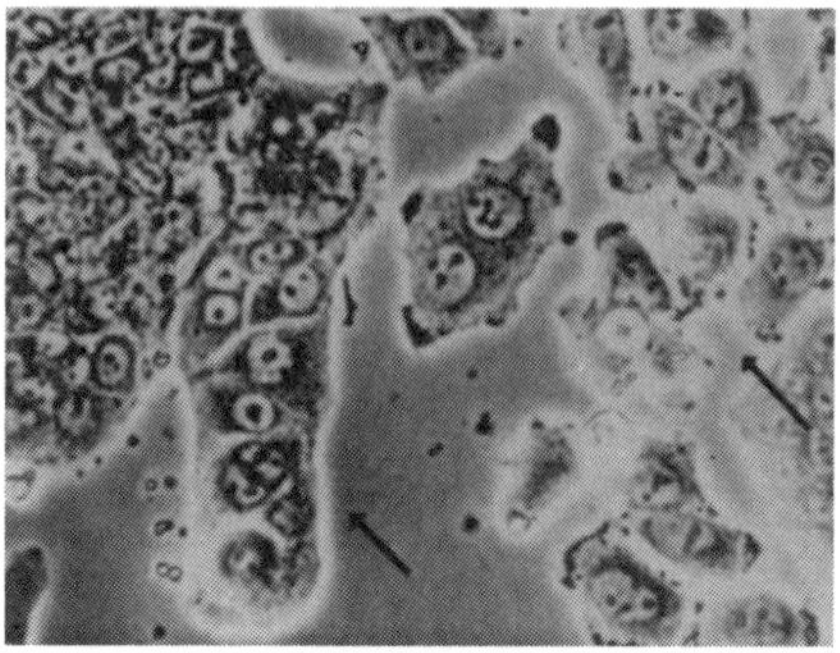

モーリスの肝がん培養細胞（培養細胞）の再分化＜朝鮮人参サポニン20μg/mℓを添加＞

そして、さらに注目すべきことには、サポニンを投与する前には肝がん細胞内のミトコンドリアが小さく萎縮していたものが（写真上）、投与後にはミトコンドリアが大きく復活しているのが見て取れることです（写真下）。この写真は、がん細胞が正常細胞に戻ったことをはっきりと示しています。

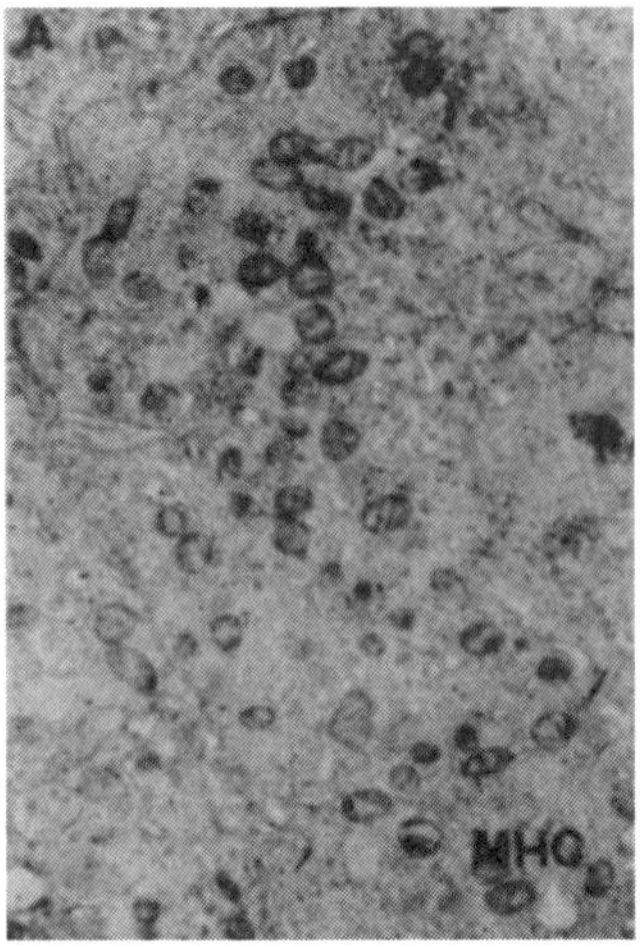

モーリス肝がん培養細胞の電子顕微鏡写真＜サポニン添加前＞

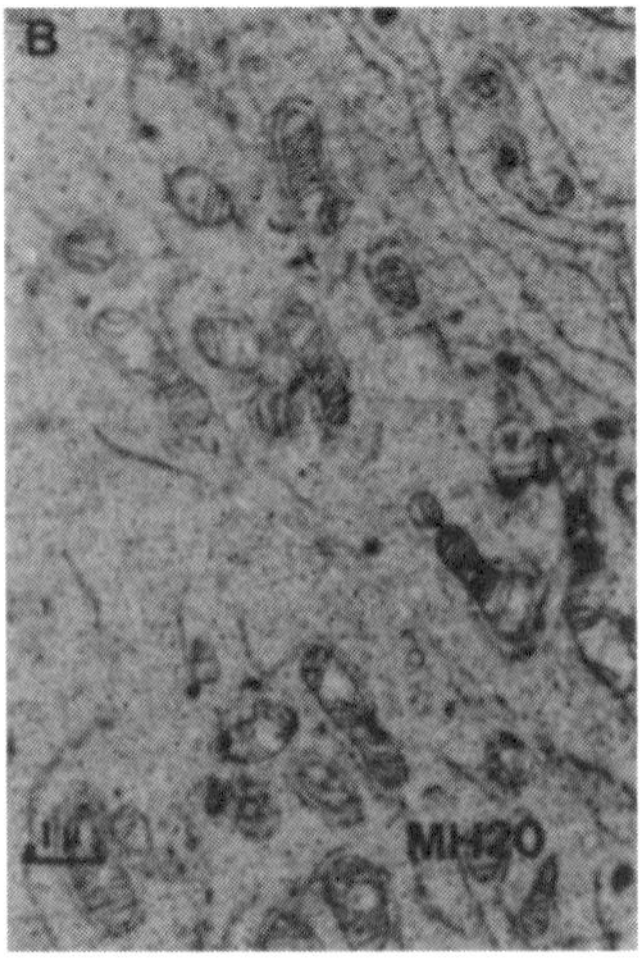

モーリス肝がん培養細胞の電子顕微鏡写真＜サポニン添加後＞

ミトコンドリアは、細胞内で酸素呼吸を専門で担っている細胞内小器官です。

サポニンを投与して正常細胞に再分化した後では、酸素呼吸ができる状態になったことがわかります。

96～97ページで紹介した実験結果では、細胞核ではなく細胞質の状態が、がん細胞化するか否かを分けることが明らかになっています。

そのことをふまえて、この写真に基づくと、ミトコンドリアの状態、さらに言えば酸素呼吸ができないかどうか、がん細胞化に深い関係があることが推測できるのです。

「サイクリックＡＭＰ」を投与したがん細胞が、５時間で正常細胞に再分化

コロラド大学の研究グループによって、１９７９年に報告された写真があります。

卵巣がん細胞に少量のサイクリックＡＭＰ（細胞内情報伝達物質）を加えると、５時間で正常な繊維芽細胞に変化した、というのです。

この結果を見て、**がん細胞には遺伝子が関与していないと確信しました。**

ご覧のように、粉粒のようにバラバラだった細胞が、系統だった形のある線維芽細胞に再分化しています。

これは、たった５時間で起こった変化です。これを最初に見たときは、本当にびっくり

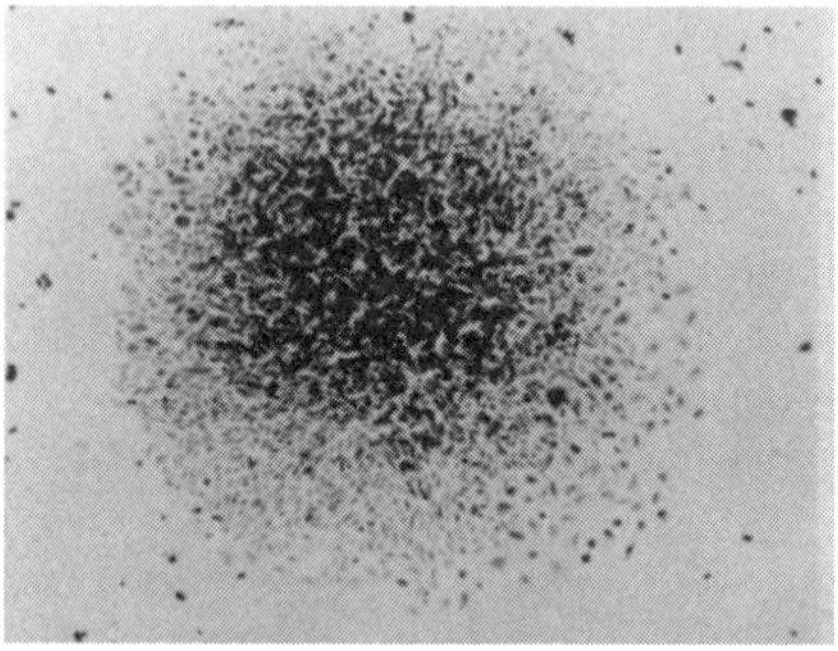
卵巣がん細胞

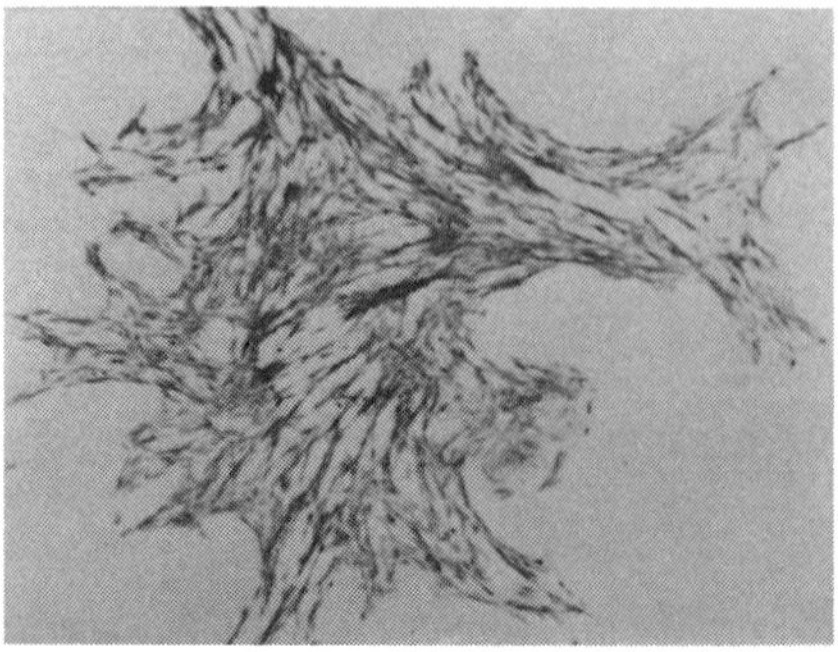
卵巣がん細胞の線維芽細胞への再分化

しました。

さらに、「脳腫瘍細胞ＮＢ―１」にサイクリックＡＭＰを少量（１マイクログラム）加えて30日間培養したところ、正常な細胞になった写真も報告されています。

投与前には、中心の神経細胞体の形状が崩れ、互いにバラバラだった神経細胞が、投与後には、神経細胞体がしっかりとした形状になり、神経突起が伸びており、互いが有機的にネットワーク化されている様子がわかります。

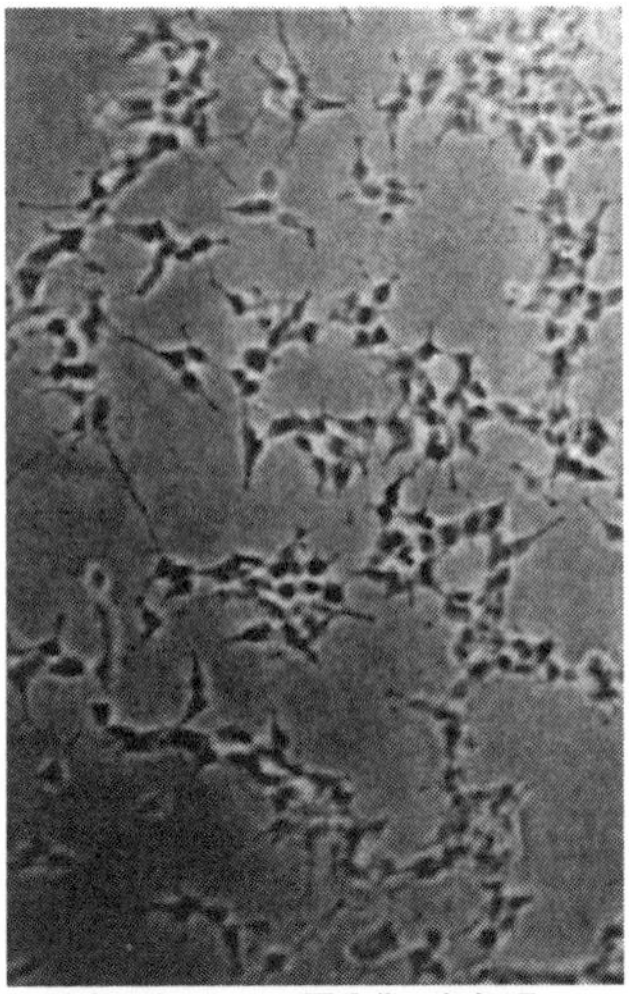

脳腫瘍細胞 NB-1 の再分化＜無処理＞

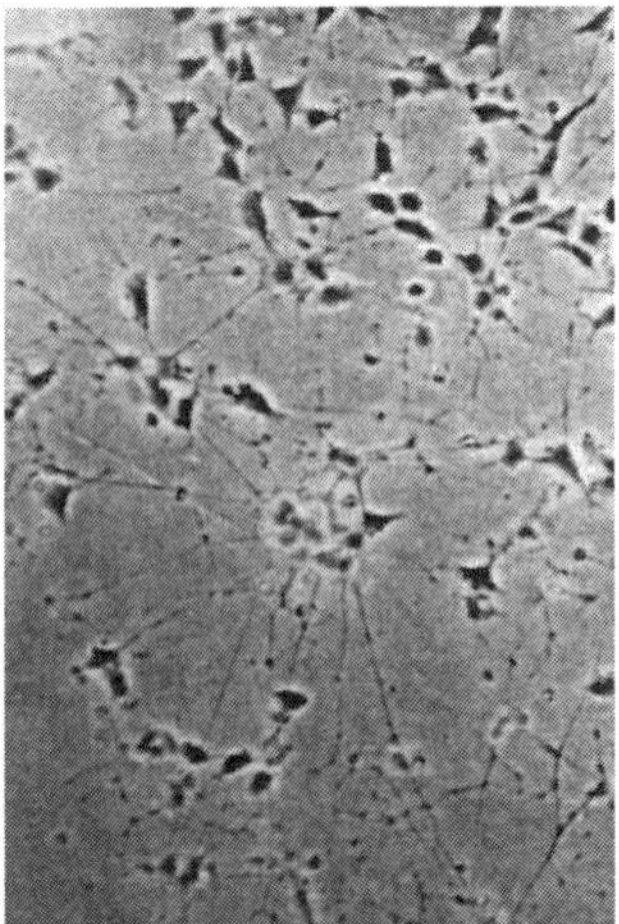

脳腫瘍細胞 NB-1 の再分化＜ CAMP を添加培養し 30 日目。神経突起が著名に伸長している＞

どちらも驚くべき写真です。

サイクリックＡＭＰを少量加えただけで、**がん細胞が数時間、あるいは数十日で正常細胞に再分化しているの**です。

▼サイクリックＡＭＰとは？

「サイクリックＡＭＰ」とは、聞き慣れない名称だと思います。

細胞活動に必要なエネルギーは、細胞内小器官のミトコンドリアがつくるエネルギー物質「ＡＴＰ（アデノシン三リン酸）」によって供給されています。

サイクリックＡＭＰは、このエネルギー物質ＡＴＰと同じように、エネルギーを含んでおり、そのエネルギー量はＡＴＰが10キロカロリーに対して、サイクリックＡＭＰは12キロカロリーと、より大きいこともわかっています。

そして**ミトコンドリアでのみ作られ、**「サイクリック」という環状構造以外は、ＡＴＰと分子構造も同じです。

そのため、京都大学時代の私のボス・早石修先生（２０１８年にノーベル賞を受賞した本庶先生も師事をしていた）は、生物の教科書に書いてあることはもしかしたら間違いであり、「ＡＴＰ」よりも「サイクリックＡＭＰ」の方がエネルギー代謝において重要な役割を果たしているのではないか、と考えていました。

当時の私の研究では、**がんを発症すると、サイクリックＡＭＰの量が減少して、免疫力も低下することがわかっていました。**

ただその時、米国人のサザーランドが、サイクリックＡＭＰの「ホルモンのセカンドメッセンジャーとしての働き」でノーベル賞をとってしまうと、私のボスはもうノーベル賞をとる余地はなくなった、と意気阻喪《いきそそう》してしまいました。

これらの写真で示された事実は、がん医療の観点に立てば恐るべきことであり、なぜ、がんの本質に行きつく可能性のある研究を途中でやめてしまうのか……と思いつつ、仕方なく東京に戻ったのです。

そんなことが、もう45年ぐらい前にありました。

ドイツの生化学者、オットー・ワールブルグの説

実は約60年前に、がんの原因について有力な仮説が提唱されていました。「**呼吸酵素の発見**」で、ノーベル生理学・医学賞を受賞したドイツの生化学者、**オットー・ワールブルクによる仮説**です。

この仮説は広く知られていますが、反論も多く、生命現象を遺伝子で解明しようという他の学問を巻き込む大きな流れの中で、いつしか忘れられていったのです。

細胞が長期間、酸欠状態におかれると呼吸障害を起こし酸素が十分にある環境に戻っても、ほとんどが変性あるいは壊死してしまう。

しかし一部の細胞は、酸素呼吸に代わって解糖（発酵）を増やして生き残ります。

これががん細胞です。

この仮説を立てるにあたって、腫瘍（がん細胞）のブドウ糖の摂取量を測定しています。その結果、がん細胞では、解糖（発酵）に必要なブドウ糖の摂取量が正常細胞より数倍に増え、その副産物である乳酸も増えていることを発見しています。

このような現象――酸素が十分にある状況でも、がん細胞がブドウ糖の摂取量を増やし、解糖（発酵）を増大させること――を、現代では「**ワールブルク効果**」と言い、腫瘍学ではよく知られています。

そして、**ワールブルクの時代は未解明でしたが、現代では、ワールブルクの仮説のカギを握る細胞内の「酸素呼吸」は、細胞内小器官のミトコンドリアで行なわれていることがわかっています。**

細胞は、①解糖系（発酵）、②ＴＣＡ回路（クエン酸回路）、③電子伝達系という三つの経路で**エネルギー物質**「**ＡＴＰ**」を産生します。

ＡＴＰは、エネルギーを要する生体反応に使われる物質で、自動車で言えばガソリンのようなものです。

細胞のエネルギー代謝は、「解糖系（発酵）」と「酸素呼吸」とに大別されます。

▼解糖系（発酵）

まず、①の解糖系では、ブドウ糖を解糖することで、ピルビン酸とNADHを生じ、二分子のエネルギー物質ATPを生み出し、ピルビン酸から乳酸が生まれます。

先のワールブルクらの測定結果——**がん細胞はブドウ糖の摂取量を増やし、乳酸の産出が増える**——はこの経路の増大を意味しています。

▼酸素呼吸

もし酸素が十分にあれば、ミトコンドリア内で②のTCA回路と③の電子伝達系を経て、**「酸素呼吸」により38個のATPを産生**します。

「解糖系（発酵）」では2個のATPを得るので、「酸素呼吸」はそれに比べ19倍のATPを得ることができることがわかります。

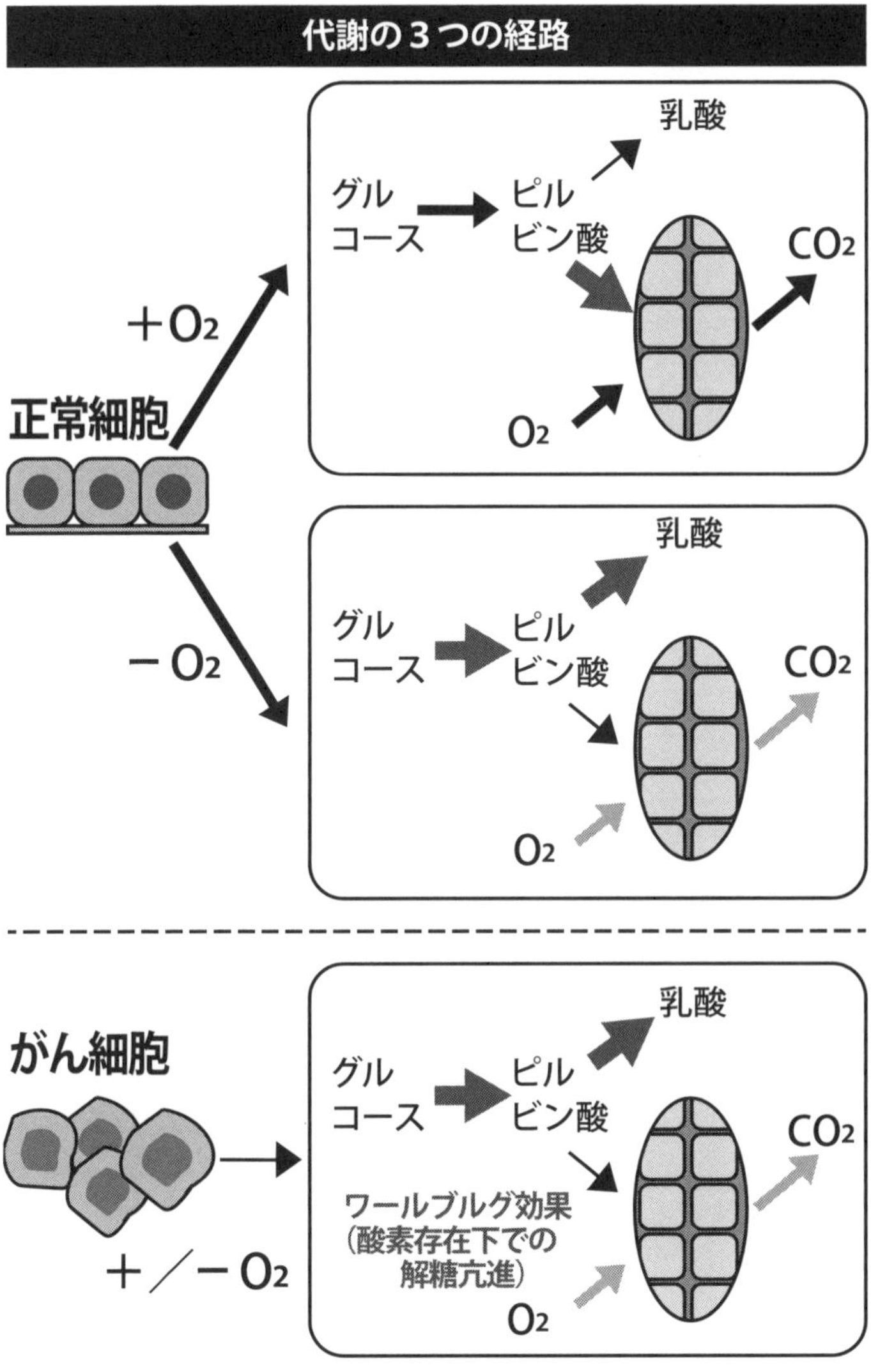

代謝の３つの経路
正常細胞
＋O2
−O2
グル
コース
ピル
ビン酸
乳酸
CO2
O2
グル
コース
ピル
ビン酸
乳酸
CO2
O2
がん細胞
＋／−O2
グル
コース
ピル
ビン酸
乳酸
CO2
ワールブルグ効果
（酸素存在下での
解糖亢進）
O2

このことをふまえて、まとめると――**酸素欠乏という過酷な環境では、細胞はエネルギー効率の良い「酸素呼吸」をしたくてもできない**のです。

それでも環境に適応し、なんとかエネルギーを調達して生き残るために、効率は悪いが高速でATPを獲得できる「発酵」に依存するようになる、という理屈です。

ワールブルクは、次のようにも言っています。

酸素呼吸よりも発酵に依存するのは、下等動物や胎児期における未熟な細胞に一般的ですが、**呼吸によらず、発酵に依存することで細胞は退化しがん細胞になる、**ということです。

細胞が遺伝子発現の異常などにより「暴走」し、制御不能ながん細胞になったというよりも、**人間が作り出した酸素欠乏の過酷な環境に適応しようとして、未分化な時代の細胞（原核細胞）の生存戦略に「先祖返り」せざるを得なかった、**ということです。

オットー・ワールブルクの唱えた仮説――**細胞の生存戦略としての「エネルギー代謝シフト」こそ、がん化の起源である**――は説明力の高い仮説ですが、すでに述べたように、

この数十年、再検討されることがなかったのです。

その一つの理由は、がん細胞でもミトコンドリアが正常に機能しているものがあるため、ということです。しかし少なくとも、がん細胞の80％でワールブルク効果が起こることがわかっています。

次項で述べるような学問の世界の進歩もあり、ワールブルクの仮説は見直されつつあるのです。

米国の研究者も同じことを言い始めている

京都大学のｉＰＳ細胞研究所と東京大学が、すい臓がんのメカニズムを解明しました。

遺伝子異常のマウスに、ｉＰＳ細胞の技術を使ってすい臓細胞を脱分化させたところ、がん細胞が急速に増殖することを初めて発見しました、と書いてありましたが、これは決して初めてではありません。

私はすでに、それ以前に論文を提出していました。

私は**10年以上も前から、がん細胞は万能細胞と同じ過程で作られて、細菌時代の分裂形態に戻っただけですという証明**をしています。

一見、未分化細胞として無制限の増殖が続くので悪性細胞などと言われたのですが、悪性ではなく、細菌時代の分裂増殖形態に戻っただけの話です。

悪性細胞というのは誤謬《ごびゅう》だったのです。

分子生物学や生化学の進歩、またミクロの観察テクノロジーの進化は、この二十年で目覚ましいものがあります。

ミトコンドリアの研究について言えば、昔は電子顕微鏡のビームで焼かれた「死んだミトコンドリア」を観察するしかなかったのですが、最近は「生きたミトコンドリア」の活動をつぶさに観察できるようになっています。

ミトコンドリアのみを色づけすることができる蛍光色素を用いたり、ミトコンドリア局在型の蛍光タンパク質を使ったりして、培養細胞内の生きたミトコンドリアを観察した結果、ミトコンドリアが形態や構造をダイナミックに変化させていることも明らかになっています。

生物の教科書にミトコンドリアのイラストが載っていて、俵か馬糞のような形をしていましたが、あれは「**死んだミトコンドリアの切断面**」です。

生きたミトコンドリアは、お互いに融合したり、分裂して独立したり、常に変化しています。**ミトコンドリアは単体ではなく、細胞内の有機的なネットワークとして見た方が実態に合っています。**

そうした研究の進展をふまえ、ミトコンドリアの機能とがんの関係を探っている研究者がアメリカにいます。

この章の冒頭でも登場した、ボストン大学生化学教授のトーマス・セイフリード先生と、彼との共同研究もしているジョンズ・ホプキンズ大学・生化学教授のペーター・ペダーセン先生です。

ペーター先生のいるジョンズ・ホプキンズ大学は、脳腫瘍、がん、認知症などの病気とミトコンドリアの関係をさぐる研究が盛んで、日本人である瀬崎先生も「生きたミトコンドリア」の研究を20年続けています。

トーマス先生は研究の結果、ずばり、ミトコンドリアが傷害され、呼吸代謝機能に障害が起こることが、がん化の本質的な原因だと言っています。

がんの発生において、遺伝子異常も起こるけれども、それはがん化のプロセスの下流の現象、副次的な変化である、という主張です。

では、ミトコンドリア呼吸障害説について説明したいと思います。

▼ミトコンドリアの呼吸障害が、がんの起源！

がんの起源はミトコンドリアの呼吸障害であり、がんは細胞の呼吸能力を奪います。
それは、一つには特定できない要因によって生じます。

がんの発生は、酸素呼吸から発酵へ移行することで、エネルギー不足に適応することができた細胞にのみ起こります。

ミトコンドリアのストレス応答や細胞の逆分化のシグナルによって、「**がん遺伝子の活性化**」や「**がん抑制遺伝子の不活性化**」が起こります。

すなわち、**細胞核のゲノム（遺伝情報）の不安定性は、細胞内や細胞外から長期的にミトコンドリアの幽霊化に応じた二次的な現象**です。

悪性腫瘍の程度は、酸素呼吸から発酵へのエネルギー転移のレベルによって決まります。

発がんは、図にあるように、時間の経過に伴って発酵が酸素呼吸を上回っていくプロセスであり、Tはそれが不可逆になる可能性のある閾値（境界となる値）です。だいたい、以上のようにがん化の原因とプロセスを説明しています。

これまでは、ウィルス、放射線、活性酸素等々によって核のＤＮＡに異常が起こり、がん遺伝子が活性化され、分裂増殖をとめどなく続けるがん細胞へと変異すると言われていました。

それに伴って「**ワールブルク効果**」と言われる酸素呼吸の減少と解糖系の亢進（通常の状態より高まること）も起こる。そういうプロセスで考えていました。

しかし本当は、**身体の中の環境悪化によって細胞が酸素呼吸を減らし、発酵を増やして生き残りをはかる過程で、ミトコンドリアが分裂・萎縮し、原核細胞時代へと逆分化していくことだった**のです。

その結果、**がん遺伝子が活性化し、がん抑制遺伝子が働かず、細胞核のＤＮＡにも変異も起こる**のです。

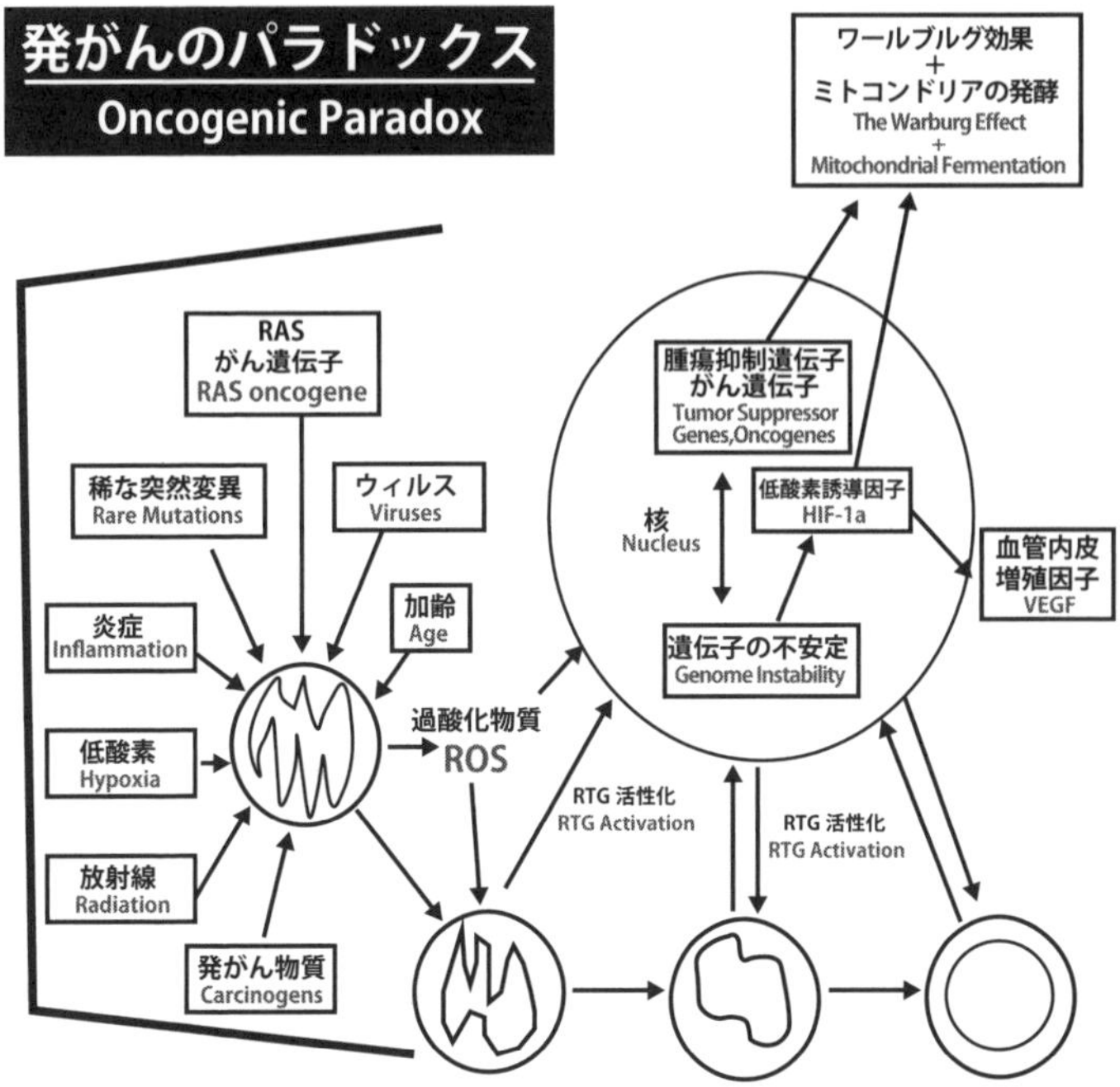
発がんのパラドックス
Oncogenic Paradox
ワールブルグ効果
+
ミトコンドリアの発酵
The Warburg Effect
+
Mitochondrial Fermentation
RAS
がん遺伝子
RAS oncogene
稀な突然変異
Rare Mutations
ウィルス
Viruses
加齢
Age
炎症
Inflammation
低酸素
Hypoxia
放射線
Radiation
発がん物質
Carcinogens
過酸化物質
ROS
腫瘍抑制遺伝子
がん遺伝子
Tumor Suppressor
Genes,Oncogenes
核
Nucleus
低酸素誘導因子
HIF-1a
血管内皮
増殖因子
VEGF
遺伝子の不安定
Genome Instability
RTG 活性化
RTG Activation
RTG 活性化
RTG Activation

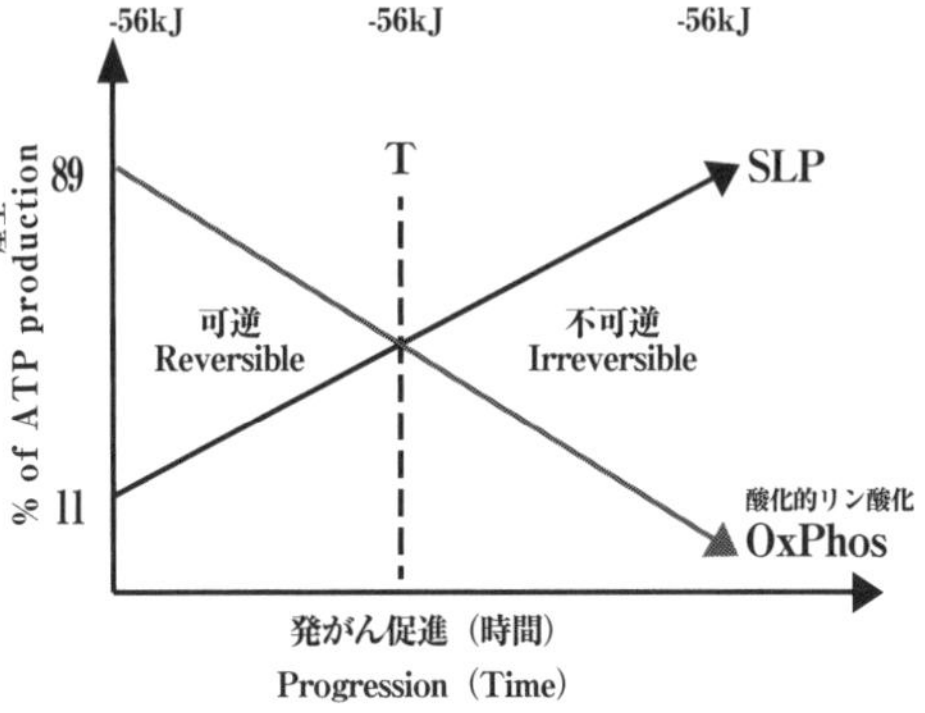
-56kJ
-56kJ
-56kJ
% of ATP production
産生
89
11
T
SLP
可逆
Reversible
不可逆
Irreversible
酸化的リン酸化
OxPhos
発がん促進（時間）
Progression（Time）

ミトコンドリアの分裂・断片化によって、ますますエネルギー代謝が酸素呼吸の優位から発酵の優位へと、あたかも政権交代が起こるように逆転していきます。

それはまた、核内の遺伝子の不安定性へとフィードバックされます。

がん化はそういうプロセスだと考えられます。

「細胞内共生説」という主要な説に従えば、ミトコンドリアは17億年前に、高等細胞の祖先である原核細胞（核のある細胞）に共生したと言われています。

その頃、地球では植物が繁栄し始めており、二酸化炭素を摂取し、光エネルギーを使った光合成をして、酸素を吐き出していました。

しかし、その頃の細菌や単細胞生物にとって、酸素は猛毒でした。

そんな中、細胞内に核を持つ高等生物の祖先である原核生物は、酸素が増大していく地球環境でも生き残るために、酸素によるエネルギー代謝ができるミトコンドリアをその内部に共生させることで、酸素を無毒化するとともに、エネルギー代謝の材料としても活用できる真核細胞になったのです。

ミトコンドリアにとっても、細胞の核内に遺伝子の一部を保管することで、遺伝情報の安全を確保できます。

こうして、未分化だった原核細胞が高等真核細胞へと分化が可能になりました。

先ほど述べたミトコンドリアが分裂萎縮して、酸素呼吸が減り、発酵が増え、細胞が逆分化していくというプロセスは、この前の時代——細菌のように核を持たずミトコンドリアのような細胞内小器官もない「原核生物」だった時代の生存戦略、つまり発酵に依存し、酸素呼吸を行なわず、ひたすら分裂と増殖を繰り返していた時代に先祖返りすること——だと考えると、がん化のプロセスもまた、自然が選択の余地を残しておいたものとして理解できるのです。

悪化した環境に適応してできた、私生児ならぬ私生胎児が、がんの新生物と言われる本質でしょう。

がん細胞の呼吸代謝を選択的に抑制する漢方薬がある

わたしが30年前に研究していたテーマがミトコンドリアの呼吸障害説に深く関わっていました。

18種類の成分が入っているサンアンドバス（ＳＡ）という、がんに効く漢方薬にまつわる研究です。

当時、この漢方ががんの主症状を抑え、転移を防ぐというので、ずいぶん研究したのですが、成分が多様すぎて、結局、解明の糸口がつかめないでいました。

ただ、18種類の生薬の一つには、がん細胞を正常細胞に変えた実験でご紹介した「サイクリックＡＭＰ」が多量に含まれていて、この成分が効果に何らかの関係があるのではないかと考えています。

わたしは、アメリカでトーマス先生や瀬崎先生、ペーター先生に会って大いに触発されたのを機に、その漢方薬の研究データをもう一度、洗い直してみたのです。

一つは、こんな実験データです。

正常細胞に対してこの漢方薬（ＳＡ）を加えて培養し、ＳＶ４０ウィルスという強いがんウィルスを感染させました。

このウィルスが細胞核に入り、感染が確認されてもなお、がん化はしませんでした。

ところが、**この漢方を取り除くと、細胞はがん化してしまいます。**

漢方薬が、がん化を顕著に抑制するのです。

ウイルスSV40による発熱への漢方薬SAの抑制効果

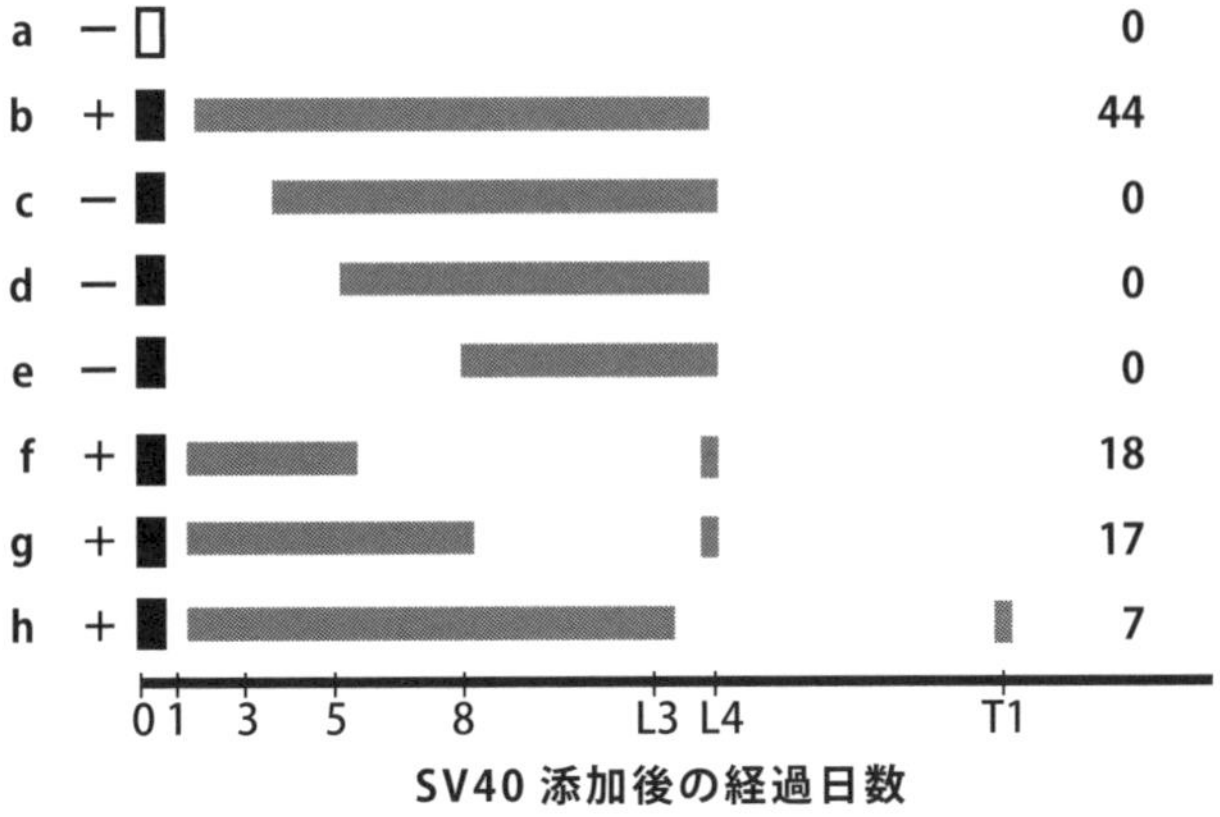

　また、この漢方をネズミに飲ませながら、尾の静脈から500万個のがん細胞を注入して2週間後に解剖し、リンパ節に何個の転移があるかを調べました。

　すると、**漢方の量を増やせば増やすほど、転移を抑制する率が上がった**のです。

　コントロール群（漢方なし）では、抑制率は0％、1ミリリットルあたり0・9ミリグラムを投与した群では抑制率が21％、4・2ミリグラムでは抑制率が59％でした。

　漢方薬は普通、時間をかけて全身に効果を及ぼすと言われているので、化学薬品のように量を増やせば増やすほど、それも、がんの転移を防ぐというのは、どう解釈していいのか、解せないものでした。

漢方薬SAの腹水がんのリンパ節転移に対する抑制効果

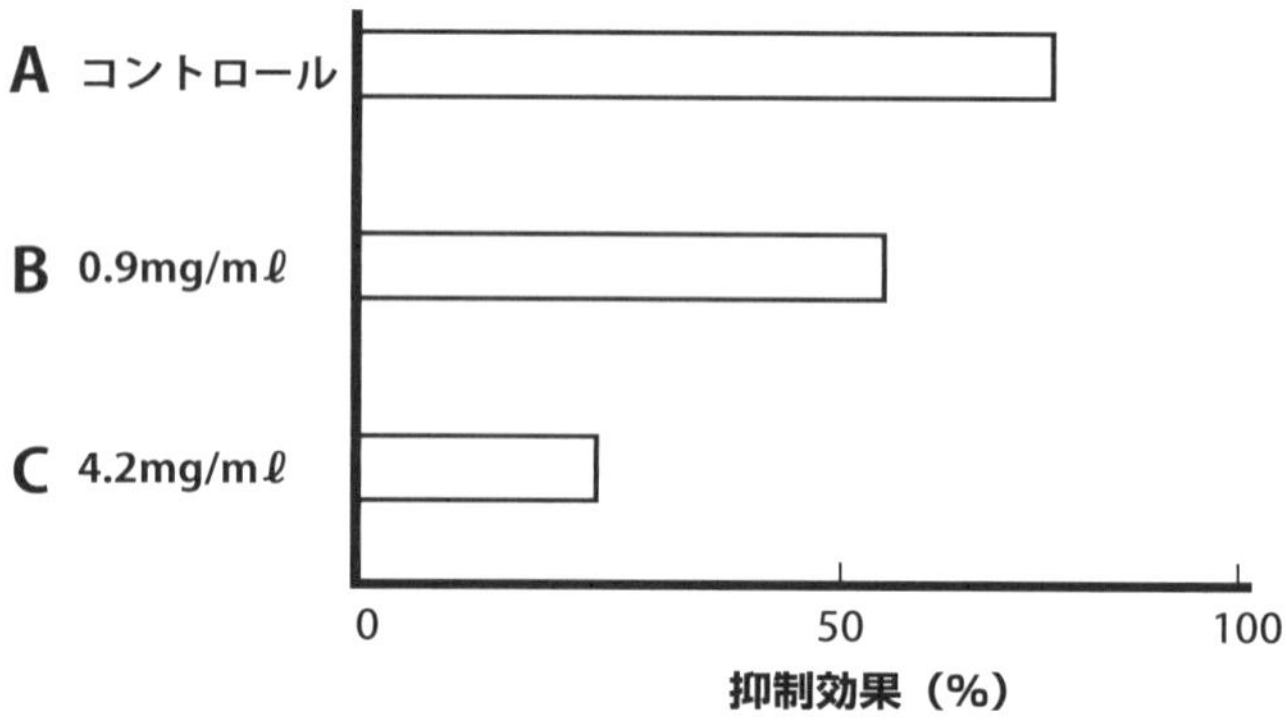

そこで調べたのが、**呼吸の状態への関与**です。

腹水がん細胞を使った実験で、アルブミン（タンパク質）やグルコース（糖）、パルミチン酸（脂肪酸）と組み合わせると、この漢方は30分でがん細胞の酸素呼吸をピシャリと抑制したのです。

漢方の成分や働きが未解明ながら、以下の４点が明確にわかっています。

【1】正常細胞の核にウィルスが入り、感染が確認されてもそれとは関係なく、がん細胞化が抑止される。

【2】がん細胞の増殖や転移を、量を増やすほどに抑止する。

【3】アルブミン（タンパク質）、グルコース（糖）、パルミチン酸（脂肪酸）と協調して、がん細胞の酸素呼吸を抑制する。

【4】正常細胞には副作用が見られない。

30年以上ぶりに振り返った今回、改めて気づかされたのは、「**漢方が、がん細胞の呼吸を抑制している**」というポイントです。

ジョンズ・ホプキンズ大学のペーター・ペダーセン教授らによると、ミトコンドリアによる「酸素呼吸」と細胞質内の「解糖（発酵）」の比率は、正常細胞では呼吸90％、解糖10％（9対1）。がん細胞ではその比率が逆転して、呼吸40％、解糖60％（4対6）になります。

このことから、漢方薬の投与によって、がん細胞の呼吸が40％よりもさらに低く抑制されることで、がん細胞の増殖や転移を抑止し、増殖停止にへと導いていると考えられます。

「世界で最も読まれている論文」と言われるライツー氏の論文で指摘されているとおり、酸素不足の環境に強いがん細胞といえども、ミトコンドリアの呼吸がまったくのゼロでは生存できません。

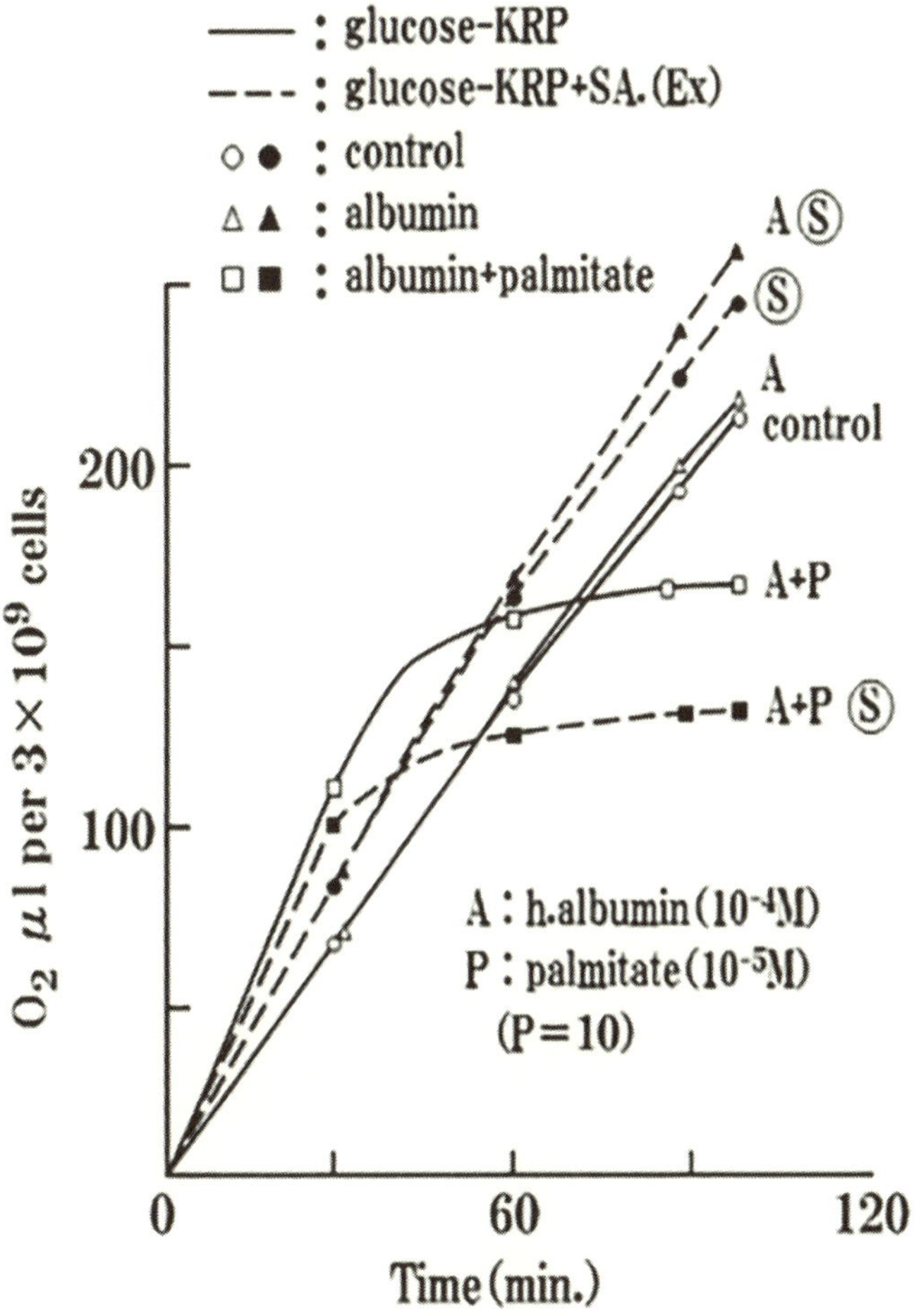

——— : glucose-KRP
– – – : glucose-KRP+SA.(Ex)
○ ● : control
△ ▲ : albumin
□ ■ : albumin+palmitate
A Ⓢ
Ⓢ
A
control
A+P
A+P Ⓢ
A : h.albumin(10^{-4}M)
P : palmitate(10^{-5}M)
(P=10)
O_2 μl per 3×10^9 cells
200
100
0
60
120
Time(min.)

そして、ミトコンドリアの呼吸レベルこそが、正常細胞をがん細胞に変える最も重要な要因であることに目を向ける時、この漢方の効き目の肝がまさに、がん細胞の呼吸抑止にあったということに、30年ぶりに合点がいったのです。

こうして細胞内のミトコンドリアの呼吸レベルが、「がん細胞化」「がん細胞の増殖・分裂」「停止」という現象において、決定的に重要な要因であることがわかってきたのです。

【第3章】

画像診断だけに依存する神話を終わらせるべき

がんを画像診断ですべて発見することはできない

がんを早期発見・早期治療するつもりで行っている検診が、実はがんを増やしているという皮肉な現実があります。

画像診断（がんの第二次予防）が重視されてしまい、一次予防ができるＴＭＣＡ検診を保険適用しない厚生省の存在意義、そのものがそもそも問題ではないでしょうか？

日本の厚生省は「**日本はがん検診後進国だ**」と、国民を避難するのです。

毎日、１０００人以上ががんで死亡しているのも関わらず……。

しかも、それを日本人の検診受診率が低いからだというのですが、これは日本で開発された血清診断をことごとく潰してきた、官僚の悪事の結果にすぎません。

▼がん検診受診率の海外との比較

日本では、毎年、がん検診を受けている人ががんと診断された結果、治療をしているのにパタパタと死んでいるとすると、**検診受診率が低いから、がんで死亡する人が減らないというのはおかしな見解ではないか**と思います。

夕張市や長野県伊那市のように、「胃がん検診をやめたら胃がんが減少した」という報告をしているところもあります。

英国雑誌ランセットに30年前に報告された、「診断用X線による発がんの国別報告」では、日本がダントツと載っています。

どうしてこのような問題を、国会でも厚労省でも議論をしないのでしょうか?

欧米の発がん率の5〜7倍も多いというのに……。

▼胸部レントゲンだけでは肺がんはわからない

胸部レントゲン写真だけで肺がんが分かると、多くの国民が誤解しています。

30年前に、厚生省自身で調べて、胸部のレントゲンは4％程度の効果しかないという報告があったことを国民に周知したのでしょうか？

胸部レントゲン写真で肺がんと診断されたときには84％が手遅れだと発表もしたはずです。

厚労省はそれを知りながら、その状況を放置したままなのです。

▼CTが、がんを増加させているのかもしれない

米国では胸部の専門家は「胸部のCTはすべきではない」と言い、日本の学者は「日本のCTは低用量だからいいのだ」と言って検診をやり続けた結果、日本の肺がんが減少しないまま現在に至っています。

札幌医大が提出した「肺がんの検診にはＣＥＡとフェリチンの組み合わせがいい」という報告も無視してきました。

胸部のＣＴのやりすぎが、肺がんを増加させている可能性は、本当にないのでしょうか？

がんセンターの総長をされていた方の奥さんが、ＣＴを6年間に48回も実施をして、肺がん、甲状腺がん、肺小細胞肺がんと、３回もがんにかかっています。

これは偶然でしょうか？　ＣＴ検査の影響ではないのでしょうか？

ＣＴの被爆量を考えれば、通常10回のＣＴをすれば、がんにかかる率は2倍に増加します。

全がんに対する診断用X線による発がん（「ランセット」から）

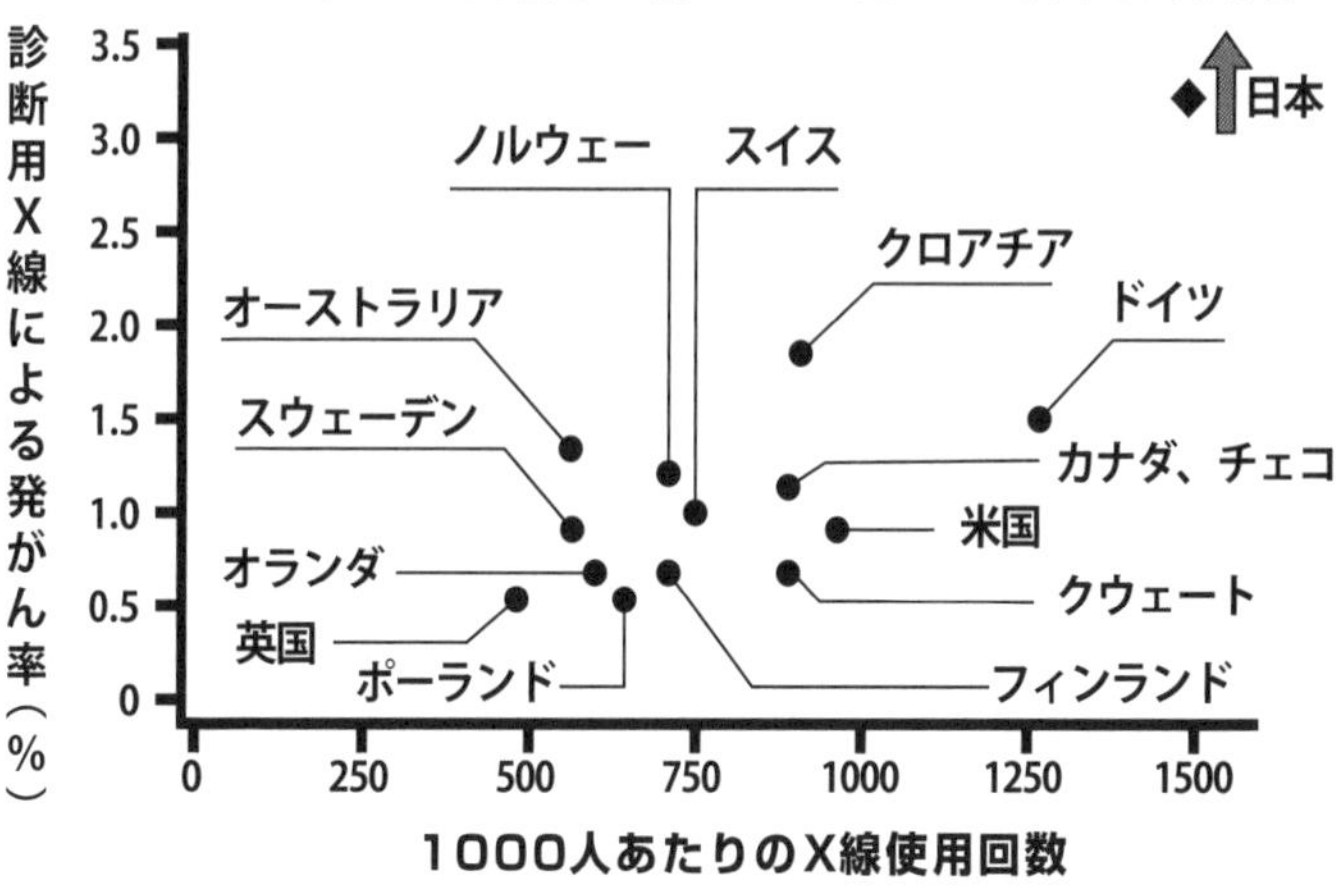

単純計算をすれば、48回のCTは、がんにかかる率を10倍に上げたことになるのです。
世界にはCTの機械が1万4000台あり、それが日本には40％も集中していて、毎年1000台ずつ増加しています。1人当たりのCT被爆量が米国人の10倍という計算になります。

CT信仰に陥っている日本の現状では、さらに、がん死40万を放置するのでしょうか？
現在、がんの死亡者数が日本人は米国人の2倍強もがん死をしていますが、本当にその原因を作っていないのでしょうか？

福島の原発事故では日本人は騒ぎましたが、CTの被爆量は、1回あたりその1000倍です。なぜ、これが問題にならないのでしょうか？

胃がんにしても、未だにバリウムによる胃透視を厚生省は進めています。
これもCTと同じ放射線の被爆量なのに……。

▼胃透視検査で、がんにかかる確率が増えた父子

以下は、私が実際に経験した例です。

ある父親が、がん研にかかりながら胃がんで死亡しました。

その息子は、胃がんにはなりたくないので、毎年1回ずつ……17年間も胃透視の検査のために福岡から上京していました。

しかし、17年目に胃のリンパ腫が脳に転移して死亡しました。

計算をすれば、約20回もバリウム検査をしたので、大雑把な計算をすれば、「２×２」ですから、がんにかかる率を４倍に上げてしまったわけです。

しかもリンパ腫ということですから、放射線被爆で胃のリンパ節を刺激して、リンパ腫を誘発した可能性があります。

本人の希望を無為にした、医療サイドの罪は大きいでしょう。

がん研では、なぜ発見できなかったのかと、胃の造影レントゲン写真の検討会をしていて、どうだこうだと、後の祭りと言っていました。

▼胃がんで急逝した胃がん手術の大家《たいか》

また私の大学に、胃がんの手術では日本の大家《たいか》と呼べる人がいましたが、日本のがん治療学会の会頭をした翌年、胃がんで急逝しました。

さすがに、弟子たちの中では誰一人として、告別式の時に恩師の病名を言う者はいませんでした。

これらの悲劇は40年前に、厚生省がペプシノーゲンの血清検査を保険を通さず、葬った悪事のあだ花だと言えるでしょう。

▼がんのプロが体験していた、画像診断ではがんが発見できなかった例

がんの専門機関の総長をされていた方の経験も重大です。

これは本人が実際に公言していることです。45歳くらいの時に、東京大学の教授をしている時期に野球のボールがあたり、膵臓に腫瘍ができたと誤診をされたことがありました。

また、57歳の時（総長時代）に、胸のレントゲン写真を肺の専門家のところに持って行っ

たところ、患者さんのレントゲンX - Pと誤解されて、「肺がんです」と誤診されたそうです。
実際には気管支炎でした。

また、通常のバリウムを飲む胃透視の検査で胃がんを見落とされて、翌年に内視鏡で見つかり、胃がんの手術をしている経験があります。

その経験から、30年以上の長い間、画像診断を受け続けてきましたが、がんの発見には全く役立たなかった実際の体験例です。

ご本人は、「ただ定期検診を受けるだけでなく、腫瘍マーカー検査をもっと研究して、診断法として役立ててほしい」というようなことを言っていました。

しかし、その10年後に、その方と対談をしたいと申し込みをしたところ、断わられてしまいました。

「小林先生とは対談をしたくない。我々がしてきた 医療がひっくり返されてしまう」と、陰で述べておられるようです。多分、私が米国の一流誌に載せている論文を見ておられたのでしょう。
私が腫瘍マーカーの研究を世界的に最も行い、理解していることをご存知なのです。

▼厚生省の対がん計画失敗の歴史

厚生省の対がん十ケ年計画は、全て失敗の連続の歴史で、画像診断の利権を守りすぎてきました。

（1）4人に1人が、がんにかかる時代が10年間くらい続きました。

しかし、もしこの時に胃がんの検査であるペプシノーゲンを保険に認めていれば、胃がんを激減できたことでしょう。

ピロリ菌を除菌しても、バリウムの胃透視を認可しているようでは胃がんが減少しなかったのは当然でしょう。

（2）３人に１人が、がんになる時代に、一番増加したのが「肺がん」です。
この時に、札幌医科大学の「ＣＥＡとフェリチンの組み合わせのserum biopsyを認可していれば、肺がんの早期対策ができた可能性が高いでしょう。
まして、肺がんの検査にＣＴ検査を第一の検査と認めているようでは、肺がんが減少することはないでしょう。

（3）今や２人に１人が、がんにかかる時代に入りました。
完全に愚かな時代と言えるでしょう。

国会で２回も問題視されたのですから、腫瘍マーカー検診（ＴＭＣＡ）に対して厚生省がまじめに取り組んでいれば、今頃は米国にも負けないくらいがん死が激減していたはずです。

国が真剣に取り組んでいれば、がん死はもっと減っている

効果の上がらない画像診断にいつまで固執するのでしょうか?

がんが表面化するまでに、平均9年間の前がん病変時代があります。

その時に手を打つべきでしょう。

わざわざ、1センチメートル以上の大きさに成長するまで待つような医療は卒業するべきでしょう。

画像診断法への固執は、大手企業を守るだけの既成利権の保持であり、国民のためにはなりません。

どれほど多くの国民をがんで死なせたら気が済むのでしょうか……?

もう、戦後1500万人もがん死させてしまいました。

早く、私のＴＭＣＡ検診を受け入れて、がんの第一次予防時代に入っていれば、いくら米国思想の食事の影響を受けていても、日本人の人口減少は生じなかったのです。

米国のニクソン大統領が言ったように、「戦争よりもたくさんの人ががんで死ぬのはよくない」という考えから、米国はしっかりと「国家がん法」を成立させたのです。

さらに、レーガン大統領の時代には、「日米協力してがん死を半分に減少させよう」という日米の共同声明を１９８３年に出しました。レーガン大統領は現職中に３回もがんを経験しているので、まじめ目にがん対策を実行しました。

しかし、中曽根首相は不真面目で、既得権を守るだけでがん死の増大に関心がなかったために、私との対談を断りました。

もしも対談をしてくれていたら……**ＴＭＣＡ検診を採用してくれていれば、今頃、米国よりもがん死は激減していたでしょう。**

▼厚生省は「5年生存率」ではなく「3年生存率」を報道

2011年、厚生省はある新聞で「5年生存率」ではなく「3年生存率」を報道したことがあります。

都合のいいところを発表しているだけで、現実はひどいものです。

やはり、一人前のがんになるまで待つ方法を、厚生省が勧めている時代遅れの考えです。

私が1983年、厚生省に米国の国家がん法のような「がん予防法を作れ」と、署名2万名分を持って行ったときに、TMCA検診を取り入れてくれていれば、がん死は米国よりも減少していたはずなのです。

米国はがん死が40%減少し、日本はがんで死ぬ人が2・2倍も増えてしまっているのです。

【第４章】

がんが超早期発見できる「ＴＭＣＡ検診」は転ばぬ先の杖

繰り返される医療ミス！ 時代遅れのがん治療の過ち……

G大学で、肺がんの手術から10年以上が経過している男性がいました。

半年に一回通院して、1年に1回、CTを受けています。

平成28年7月の診察時に誤って、27年のCTを見ていたために、何もなしという判断をしてしまいました。

その男性が平成29年3月に、他の診療科で胃の痛みを訴えたところ、5月に胆管がんであるということが確定しましたが、すでに手術できない状態まで進行をしていたというのです。

男性は10月に死亡しましたが、病院側は、不注意だが大きな過失ではないということで、担当医を処分はしないと言っているようです。

もし、この患者がTMCA検診を知っていれば、肺がんの予防もできたでしょう。

CTのやり過ぎによる胆管がんも防げた可能性があります。

肺がんの手術をした後で、アフターケアをＣＴではなく、ＴＭＣＡ検診をしていれば、再発がんは防げたでしょう。

画像診断では見間違いが生じますが、ＴＭＣＡ検診は数字の変化ですから、見間違いが生じません。

例えば手術後の方が、当院のがん予防センターに「血清20ミリリットルと、尿5ミリリットルを近くの医院で取ってもらい、ドライアイスを2日間は溶けない状態にして送っていただければ、このような愚かしい再発は確実に防げたはずです。

画像診断の曖昧さは、深刻な現実でしょう。

画像診断の１００倍の精度で危険度分類できる方法が「ＴＭＣＡ検診」です。

１９８８年に米国のＮＣＩとメーヨークリニックの共同で追試をしてもらい、初期がんに対する精度の高さを示して、米国に採用をしてもらうはずでした。

初期がんに対する感受性に対して「87・5％」という結果が出ているにもかかわらず、東芝のココム違反（ソ連に武器輸出）事件に巻き込まれて、米国中がJapan Passingになりました。ＴＭＣＡ検診の米国への進出は、そのとばっちりを受けて阻害されてしまいました。

１９９４年には、がんの専門誌『cancer』に私の論文が掲載されましたが、いくつかの大手新聞社が、私の取材をしていながらさまざまな利害関係から報道を邪魔し、日本国内にＴＭＣＡ検診が紹介されることはありませんでした。

また、２００２年には、日本の週刊誌で4回も捏造報道をされ、当時、巣鴨にあった私の病院が潰されてしまいました。

しかし米国では、私のＴＭＣＡ検診の認知が進み、２０１６年、米国の統合医療がん学会で、ＴＭＣＡ検診についての特別招待講演を行い、**生涯賞を授与**致しました。

２０１８年、米国においてＴＭＣＡ検診に関する論文が出たので、国際会議「Cancer Nusing Congress」から、「A Blood TMCA」云々は感銘深い論文であり、もし「Cancer

Nursing Congress」で発表していただくことができれば、その叡智を紹介していただき、若い科学者の記念碑として講演をしてほしい」と言う依頼が来ましたので、さっそく、参加の旨を連絡しました。

くどいようですが、**ＴＭＣＡ検診は「画像診断の１００倍の精度」であり、「予知予防もできる」し、「再発予防もできる」ようになります。**

従来の「画像診断の誤診もほとんど防げる」ようになります。

これが、一般の病院でもできるようになれば、がんで死ぬ時代はほぼ終焉を迎えます。

米国ＮＣＩの責任者は医師ではなく、科学者ですから、早期診断の biomarker にしか関心がなく、ジョンズ・ホプキンズ大学で出している Cancer SEEK を高く評価をしていました。

私の知り合いのＮＣＩの方やトーマス教授、今回歓談をしたＳＣＮＭの大学関係者はＴＭＣＡ検を高く評価してくれたのですが、ＮＣＩの責任者は私の出版した論文は読んでくれていないようでした。

何がしたいか5枚のプロポーザルを書くように言われたので、ジョンズ・ホプキンズ大学の方々が出版した論文の cancer SEEK をよく読んでから対応をしていくことになりました。

帰りの飛行機の中でよく読んでみると、7つのがんに絞って、しかも転移をしていない早期がんを1500名選んで、それに対して実施している実験なので、sensitivity を高く見せるために、人為的に工作された実験でした。

しかも論文の後半で、もう少し沢山の早期がんを用いれば、sensitivity は55%程度に低下すると告白しているのですから、サイエンスという権威ある雑誌を利用して、人為的に、specificity を上げて見せただけの論文でした。

実際の臨床には使いづらい食わせ物の論文です。

もちろん、良性疾患も炎症疾患も含まれていませんので、外科医とがんの世界の苦悩を知らない学者に見せるためだけの論文になっていました。

私のTMCA検診のように、不特定多数の早期がん、しかも良性疾患や炎症疾患も含まれている本格的実験ではないので比べようがありませんでした。

早期がんの診断にも使え、転移や、進行がんの区別にも使えて、しかも、予知予防まで可能なＴＭＣＡ検診ですから、医師全般に応用出来て、一般の人にも応用できる実践的な secreening につかえる serum biopsy です。

不特定多数の患者、および不特定多数の住民を対象にした実験を、ジョンズ・ポプキンズ大学と私のＴＭＣＡ検診とどちらが正確な結果を出せるか、国際競争比較の実験をしてもらうようにプロポーザルを書いて出しています。

米国のＮＣＩという衆人環視の中で、国際競争比較をＮＣＩにしてもらえば、ＴＭＣＡ検診を世に認めてもらえるのではないかという挑戦意欲がわいてきました。

ＮＣＩの責任者は serum biopsy の第一人者と自認をしていますので、その辺を考慮して対応策を練ったプロポーザルを出そうかと考えています

がんにかかりたくない人は必ず受けるべき「TMCA検診」

▼腫瘍マーカー総合検診（TMCA検診）の不可思議！

中曽根首相が首相として在任したのが、1982年から1987年です。

中曽根首相は、レーガン大統領と日の出山荘で会談（ロンヤス）をして、日米で協力をして、がん死を半分に減少させよう、と共同声明を出しました（1983年）。

その時には、腫瘍マーカー検診（TMCA検診）が開発されて、一万人ほどのがんの予知・予防の実績がありました。このTMCA検診は画像診断の100倍の精度があり、違う方向を見ていた方々からみれば驚異の存在であり、そのために、1985年2月23日の国会の予算委員会【第十七号】で、公明党の山田議員が松永厚生大臣に、「血液検査を取り上げるべきではないか」と追及をしたのですが、曖昧な返答で終わりました。

また、その時は天運にも恵まれて、稲垣実男氏ほか17名の中曽根派の国会議員が私のクリニックに来ておられましたので、「何とか、中曽根首相に私と会談してくれと要請した」のですが、中曽根首相は風見鶏で、自分が首相になってしまえば、応援団の議員の言うことは聞かないタイプでした。「国立がんセンターにがん研究費をたくさん出したので、私と会う必要はないという返事で、旧守利権を守る側に立ち会談を断られました。

米国のレーガン大統領は現職の時に「大腸がん」、「皮膚がん」の2回を経験しているので、米国のがん死に対する取り組みは真剣で効果を上げ、がん死は減少しました。

そのため、「日本でも米国の国家がん法のようにがんの予防法を作ってほしい」という署名を二万人分集めて提出をしたのですが、当時の厚生省は、がん死が四倍にも増加しているのに全く無責任で、実に奇妙な対応をしました。

「がんは感染症ではないので、ライ病や結核症のような予防法は、がんに馴染みません」、という返事でした。これは、官僚の未必の故意という犯罪だと思っています。

その後、がんセンターの部長たちが、意味のないがんの予防の予算請求書を出せば、予算は気軽に出すのですが、出た予算は自分の個人研究に使い、がん予防には全く繋がっていないのが現実です。

▼画像診断でのがん検診では意味がない！　がん患者が増えるだけ！

がん検診は、年間４２０万人受信しており、撮影目的の部位を確認しただけの対応が、84％であり、ＣＴによる被爆を大量に受けさせながら、担当医は依頼があったところしか見ていないというのがほとんどのケースです。

肺がんは胸のレントゲン写真では検診の効果は、４％程度ということを厚生省が発表しています。

米国では肺がんの検診にＣＴを使うべきではないと主張していますが、それにもかかわらず、日本では低用量だから肺がんの検査にＣＴは良いのだと強調してきました。

しかし、肺がん死は減少することなく増加が続いています。

しかも、その当時は、一息の間に1回しか照射できなかった検査が、現在は一息の間に、数百回照射の撮影ができる技術進化になっているのです。果たしてそのＣＴ検査の被爆量に関して、誰が責任を持って照射量を制御しているのでしょうか……。

「ＴＭＣＡ検診」は、とても簡単で高精度！

ＴＭＣＡ検診（腫瘍マーカー総合解析法）は、「採血と採尿だけ」で、がんのリスクが87・5％の精度で初期判定することができる、がんの予知・予防検査法の一つです。

見つかった時には手遅れになっているような検診とは全く違います。

自費診療になりますが、費用もリスクチェックだけであれば9万円くらいです。免疫状態のチェックを含めても13万円くらいです。時間もカウンセリングを含めて30分くらいで済みます。

血液の分析法が普通の検査とは違うので、結果を出すには少々時間が必要ですが、だいたい1週間から2週間程度で出ます。

▼TMCA検診は、どんな人にオススメか？

生活習慣病の代表とも言える「がん」という病気は、**早期に発見できるかどうかが大きなポイント**になります。

TMCA検診は、以下のような人に向いています。

（1）生涯がんになりたくない方（予知・予防目的の人）
（2）がん再発防止目的の人
（3）治療判定したい方（現在の治療に迷っている人）

生体内の「がん細胞」「がん間質」「がん血管」からのマーカーを検出・解析することで、腫瘍問わず良性なのか、悪性なのか、偽陽性、悪性度（顔付き）、腫瘍増殖度（勢い）、自身の身体が腫瘍に対してその程度治す力があるか否かを判断します。

そして、「臨床がん」から「理想的健康状態」まで5段階で総合的に危険度分類し、適切な改善法を指南します。

また、免疫力やがんの原因を究明することで、自身に的確な治療法や治療判定を行うことができます。

▼米国と違って、日本のがんセンターは無責任極まりない！

画像診断には多くの問題があり、日本人とって本当に必要な検診である「ＴＭＣＡ検診」の普及がとても重要なはずなのですがなかなか難しい状況です。

過去に、米国の大統領夫人が良いきっかけを作ってくれました。

ナンシー・レーガン大統領夫人の仲立ちにより、1986～1988年、米国でNCI（米国国立がん研究所）とメイヨークリニック（全米ナンバーワン病院）とのダブルブラインド試験が行われ、多変量解析により多くの初期がんに対しての感受性（sensitivity）は「87・5％」という高い精度であることが証明されました。

しかし、米国NCIが政府とTMCA検診を検討しようという直前に、東芝がココム違反をして、米国で日本パッシングが生じました。それがさらに米国内に拡大して、TMCA検診の調査が、中断に追い込まれてしまいました。

▼「87・5％」は、驚くべき数字なのです！

一般病院の血液の腫瘍マーカー検査（s-TM）では、初期がんは2割しか分かりません。古い方法での血液診断、つまり「腫瘍マーカーで、がんは判別できない」と、国立がんセンターが主張しているのです。

日本では、腫瘍マーカー総合検診（TMCA）の評価が難産に遭遇しましたが、世界的ながんの主要誌（Cancer:1994, Cancer medicine:2018,2,21）では、すでに認められた事実です。

日本では、30年前に国立がんセンターの腫瘍マーカー室長に、「腫瘍マーカーでは早期がんは分からないなどと言うことをやめて、わたしが開発したＴＭＣＡ検診を追試してください」と要求しましたが、その返事は驚きでした。

「他人の研究を調査する暇も金もない」

実に無責任で、不誠実な対応でした。

「がん組織」＝「悪性腫瘍細胞が無限に増殖したもの」という定義が、そもそもの間違いなのです。

がん組織は（新生物）は胎児と同じで、胎児は「胎児・胎盤・絨毛血管」で構成・成長するように、**がん組織も「がん細胞・がんの間質細胞・がんの血管」で構成して成長**します。

そのため、**それぞれの分泌物、特異的腫瘍マーカー（s-TM）、関連腫瘍マーカー（a**

-TM）、増殖腫瘍マーカー（g-TM）をうまく組み合わせれば、初期がんでも90％以上の感受性で診断ができます。

今まで一般病院では「s-TMしか使わなかった」ので、2割程度しか検出できなかったのです。

ＴＭＣＡ検診は、今日までに2万1000人以上の検診実績があります。

「初期がん」か「進行がん」かが術前にわかり、「手術などでの切り残しの判定」や、「がんもどき」かも明確に区別することができるのです。

このＴＭＣＡ検診はがんにかかるのを防ぎ、再発がんで死ぬ人を減少するために、決定的な決め手となる検査法なのです。

今まで西洋医学で難しいと言われてきた「**がんの再発予防**」も**ＴＭＣＡ検診を使えば、簡単**です。

早くこの検診を、がん対策のスタンダードにしていただきたいと切に願っています。

「ＴＭＣＡ検診」の理論に基づく、がんの一生の分類図

がん細胞は、ミトコンドリアが呼吸代謝異常を起こしてから、段階に応じて成長していきます。

ＴＭＣＡ検診では、通常のがん検診では発見することができない段階から、がんにかかる可能を発見することができます。

ＴＭＣＡ検診の結果に関するリスク分類の意味を整理しました。

１５８ページのグラフを参照していただきながら、各ステータスの簡単な説明を入れましたのでご確認ください。

『TS1』
5年間に、がんにかかる確率は「ゼロ」です。

『TS2』
5年間に、がんにかかる率は0・4％で、10％程度の人がこの分類に入ります。

『TS3』
5年間に、がんにかかる率が0・7％です。60％程度の人がこの分類に入ります。

ここまでが、通常の健康と考えている人たちです。

『TS4』
がんにかかる前の人で5年間に、がんが出てくる率は3・0％で、10～20％くらいの人がこの分類に入ります。

『ＴＳ５』

「1グラム以上のがんが存在する」と考えられる人に当たるため、特異的腫瘍マーカーを使ったり、ＰＥＴ検査をして、患部臓器の場所を調べて予防対策をしていく必要があります。

この分類には、５％程度の人が入ります。

５年間では30％の人ががんにかかります。

『Ｇ１～Ｇ４』は、一般的に言われている表現で言えば「ステージ１～ステージ４」と同じ意味です。

がんにかかってしまった状態です。

がんの一生の分類図

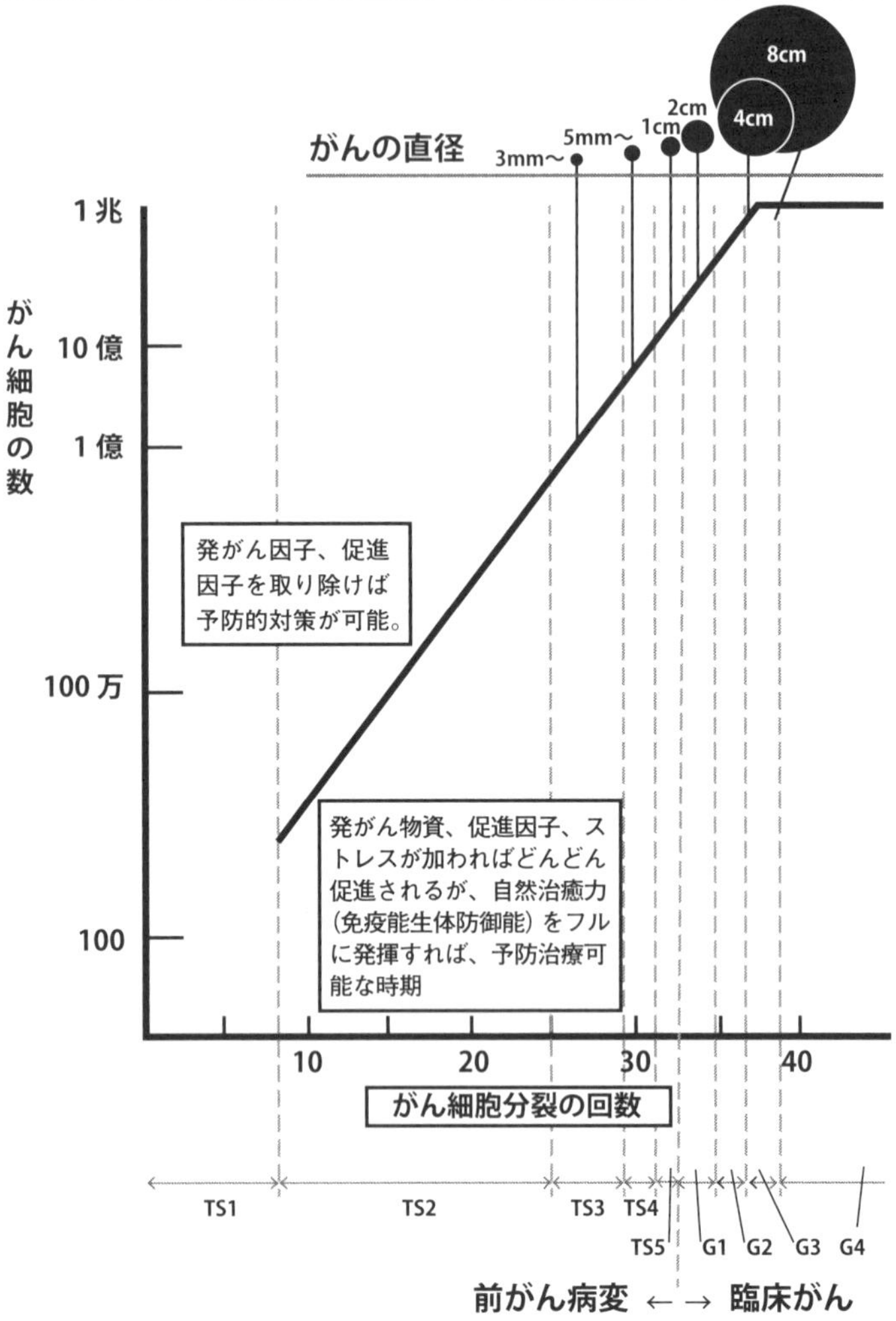
がんの直径
3mm～
5mm～
1cm
2cm
4cm
8cm
1兆
10億
1億
100万
100
がん細胞の数
発がん因子、促進因子を取り除けば予防的対策が可能。
発がん物質、促進因子、ストレスが加わればどんどん促進されるが、自然治癒力（免疫能生体防御能）をフルに発揮すれば、予防治療可能な時期
10
20
30
40
がん細胞分裂の回数
TS1
TS2
TS3
TS4
TS5
G1
G2
G3
G4
前がん病変 ←→ 臨床がん

【第５章】

がんの予知・予防の大切さ

「ＴＭＣＡ検診」で危険度が高いと判断された場合の対応

ＴＭＣＡ検診で『ＴＳ１〜ＴＳ３』の反応が出た人に関しては、１〜２年に１回くらいの検査を続けながら、様子を見ていけばいいでしょう。

しかし、ＴＭＣＡ検診で『ＴＳ４』以上の危険度の高いグループに属することが分かった場合には、医師の介入措置が必要となります。

例えば、初期介入として、以下のような対応をとります。

【初期介入例】

がん化の原因がミトコンドリアの破壊ですから、その破壊生活をやめて、ＨＳＰを沢山つくることです。まず、生活としては冷え症、酸素不足の条件下で「がん」ができるので温泉、風呂など活用して冷え症を解決する必要があります。ＨＳＰは、免疫を上げるためにも、ミトコンドリアの再生のためにもなくてはならないものです。温熱療法は大切です。

（1）食生活習慣の変革

・たんぱくは5％以下に抑える。
・グルタミンの少ない食品と多い食品があるので、グルタミンの少ない食品を選択してもらう。
・糖分を取る時にはココナツオイルをかけて、ケトンに転換して食べる。糖を上げない。また、糖を上げないためには、酢をまぶして食べるというような方法を取るとよい。
・味の素は米国では発癌物質という分類に入っていますのでやめる。

（2）ジュースを断食する

糖分が多いジュースは、がんの成長を助けてしまう可能性があるので断食する。

（3）解毒療法を行う（西式健康法）

（4）特殊漢方（ＳＡ）の処方

それでも改善が見られない場合には、以下の治療を行います。

【さらに積極的な医師介入の例】

（1）高濃度ビタミンC療法

（2）解毒療法を行う（西式健康法を現代的に再現したもの）

（3）分化誘導療法

「ソルコセリル」や「サイクリックAMP」や「ラエンネック」と「ビタミンA」と「高濃度ビタミンC療法」を組み合わせた治療で、ミトコンドリアを正常化させる。

（4）温熱療法

がんの自然治癒能力は、温熱を与える際に一番高まるので、全身発熱療法が効果的。身体に副作用がなく治療ができて、どこの転移でも治療ができる。骨転移にも効く。

▼がんの予知から予防に関する介入の効果

　がんの予知・予防の連携による効果を証明したデータです。

　がんにかかる確率の高いグループ『TS4』と『TS5』の中から、158人を選んで、「漢方薬（SA）」と、「解毒療法」と「食事療法（DER）」と「高濃度ビタミンC療法」で介入した結果、危険度を減少させることに成功しました。

　この結果から、がんの予知・予防が十分できることを証明しました。

　対象群では、47％が悪化傾向になりますが、予防の介入したグループは悪化群が7・4％に減少します。

　調査期間は3年間です。

TMCAを使えば、がんの第一次予防は簡単にできる。介入方法は漢方薬（SA）、解毒療法、DER、高濃度Vit C：no（94）control（64）

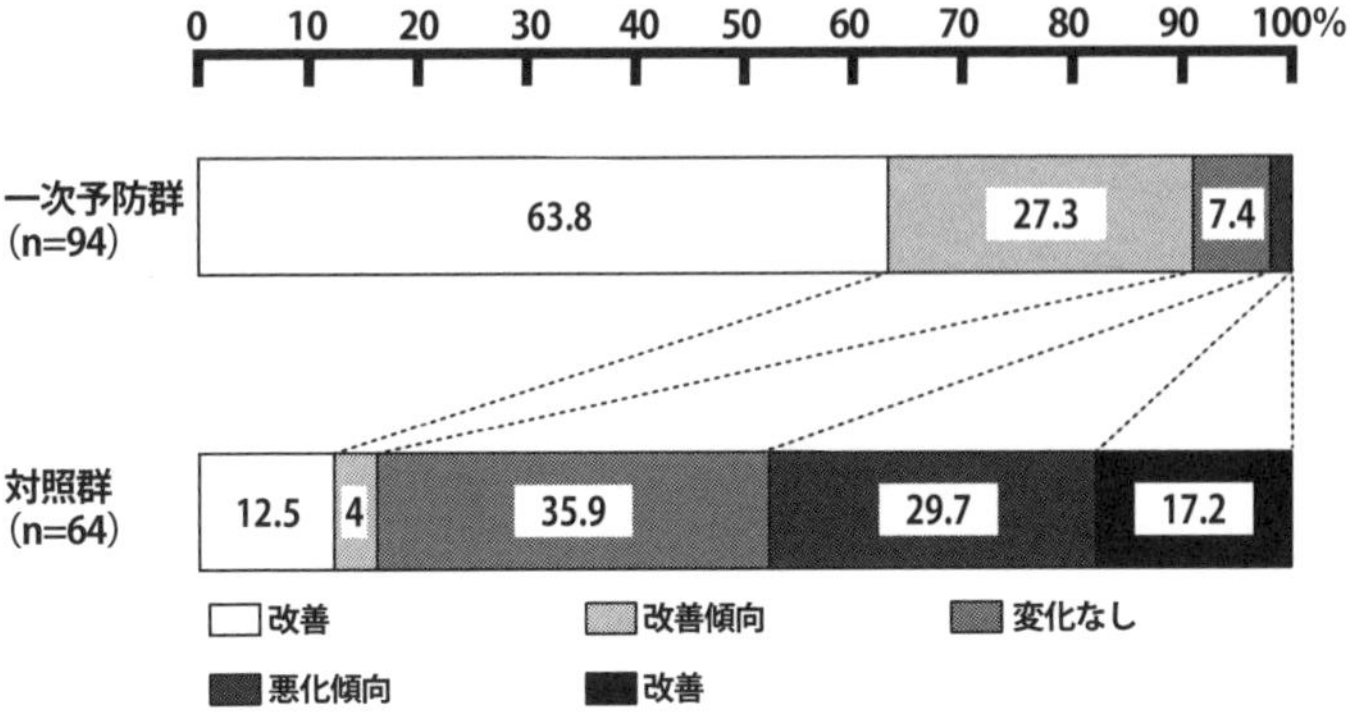

▼がんの予知・予防から再発防止に関する介入の効果

下部のグラフは、がんの予知・予防からの連携による再発防止効果を証明したデータです。

対象群では、56％の人が悪化傾向ですが、「漢方薬（SA）」と、「解毒療法」と「食事療法（DER）」と「解毒療法（DETOX）」と「高濃度ビタミンC療法」での予防治療の介入をすれば、再発を防止することができることを証明しました。

この結果から、がんの予防に関する介入としても、十分に効果をあげられていることを証明しました。

西洋医学では再発予防は難しいというが、実際は簡単にできます。
漢方薬（SA）、解毒療法、DER、高濃度 Vit C：no（104）control（27）
500 人の術後患者から高危険度群 131 人を抽出。

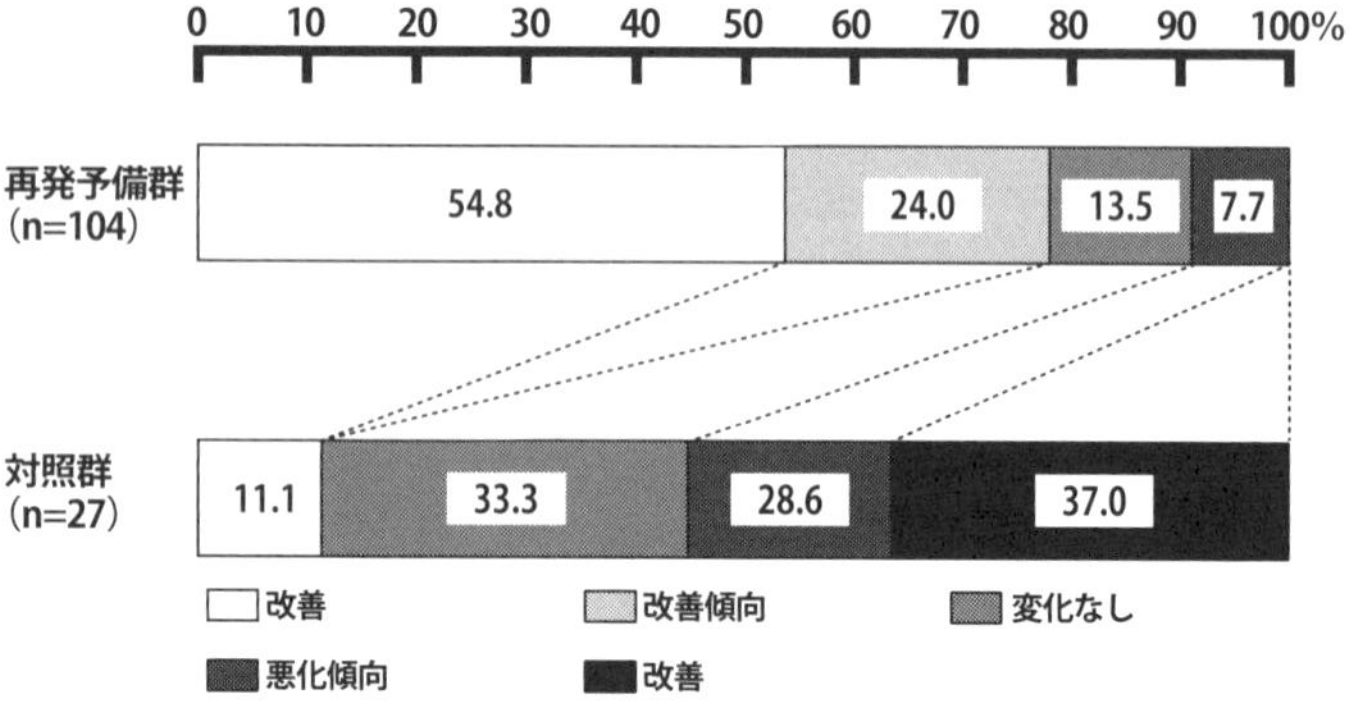

対象群では、半分以上が悪化傾向になりますが、再発防止で介入したグループは悪化傾向が7・7%に減少します。

「原発巣」不明がんも「TMCA検診」で明らかに！

「原発巣」とは、最初にがんが発生した部位のことを指します。

例えば、胃がんが発生した後に肺に転移した場合、その原発巣は胃がんということになります。

原発巣がどこなのかを知ることは治療方針を決める上で大変重要です。

原発巣が小さいか、発見しにくい場所の場合には、特定できないこともあります。

しかし、TMCA検診であれば、原発巣の特定も容易にできます。

以下は、私のところに、実際に来た患者さんの事例です。

【第1の実例】

6か月間、がん専門の病院に入って検査をしまくっても、がんの原発病巣が判らず、頭部の骨転移が進んでしまったという事例です。

形態学的診断（視覚的にとらえられるものを対象にする診断）にこだわっているので、原発がんを発見できず、この方のように放置されてしまっているのが現状です。

この患者さんが私の施設に来られて、ＴＭＣＡ検診を行った2週間後には、すい臓がんによる頭部の骨転移が簡単に判明されました。

【第2の実例】

有名大学病院で卵巣がんの手術をした2年後、脊髄に骨転移が見つかりました。

しかし、どこが原発巣なのか不明ということで、半年間も検査をしまくったところ、どこが原発巣かはっきりせず、業を煮やして当院に来院されました。

ところが、ＴＭＣＡ検診を行うことで、卵巣がんの骨転移であることが簡単に判明したのです。

【第３の実例】

乳がんの手術を都立病院で受けた後、１ヵ月毎に通院していた女性がいました。

この女性は、２年後に大腿骨を骨折してしまいました。

その原因を調べたところ、乳がんの骨転移による骨折だったのです。

きちんと通院していたはずなのに、事前に骨転移していることがわからず、何の対策をすることもできなかったのです。

【第4の実例】

川崎在住の50歳台の教員の事例です。

右足の股間が痛くなり、段々と歩きづらくなりました。

2年間に6箇所の病院を回りましたが、MRIやCTをやっても何か影があるというだけで、原因不明という診断でした。

思い余って私の勧める検査、腫瘍マーカー総合検診を受けられましたら、実に小さな肺がんが原因で、それが右股関節に転移して、3センチメートルくらいの大きさになっていたのです。

場所が悪いので、バイオプシー（組織の一部を切除して、顕微鏡で病理組織学的に検査すること）をして確かめようという病院が、2年間現れなかったのです。

TMCA検診ならば、局所バイオプシーをしなくても診断が可能になったのです。

現代医療が形態学に固執している限り、見つけられないことは数多くあるのです。

常識を捨てることで見えてくる真実

病気の歴史は〝常識〟との戦いの歴史だったと言えるかもしれません。

わかりやすい事例をいくつかあげてみましょう。

①肺結核

１９４０年頃、まだ常識として「結核は不治の病」と言われていました。

結核が原因で肺に空洞ができると、当時の大学病院では胸部整形術（肋骨を取って肺胞を潰す手術）をしたり、その手術によって潰れた部分へピンポン玉状のものを詰めるような治療をしていました。

しかし、肺結核は感染症なので、そういう手術をしたところで多くの人は助かりませんでした。

その常識が変わったのは、ツベルクリンやＢＣＧで初期感染時に発見し、抗生物質で治療できるようになった時です。その結果、死亡率は５％以下に減少したのですしたのです。

②ハンセン病

１９６０年代、ハンセン病（ライ病）は、「不治の感染症」として世界中で恐れられていました。宗教とも絡んで悪魔の祟りのごとく扱っていた国もありました。

90年以上前の日本でも、「ライ病患者隔離法」ができ、患者を強制的に社会から隔絶していたのです。

私が医学部で学んだ頃が、ちょうど分水嶺の時期でした。医学部の教授の常識と、現場の常識が違うのです。その頃、夏に青森県のライ療養所に研修に行ったところ、療養所の医師や看護士や患者は、口々に「ライ病は感染《うつ》らない」「感染するのは３歳以前に母親から濃厚感染するときだけだ」「今はレプロミンという抗生物質ができたので、病気にかかる人はいなくなった」というのです。

確かに当時の日本では、「新しい感染はないので、古い患者が亡くなれば病気そのものがなくなる」という見方が常識になろうとしており、そのため外見の変形が少ない患者さんたちは町に働きに出るようになっていました。しかも、患者さんたちの生活は保障されていたので、働きに出た人と出られない人とでは、貧富の差が出ることもありました。

それから40年が経ち、ようやく２０００年度の小泉首相のとき、この「古ぼけた常識」であった隔離法が撤廃されました。

③胃潰瘍とがん

１９７０年代には胃がんが多く、その原因の一つとして胃潰瘍が考えられ、「繰り返す胃潰瘍」は胃がんになるから、胃を切除するべきだ」というのが常識でした。

それから15～20年後、「胃潰瘍は胃がんにならない」「胃潰瘍の原因は、ヘリコバクター・ピロリ菌だ」といった常識にかわっていきました。

そして、1990年代になると、胃潰瘍で胃切除術を受けた人の中に、全周性の胃がんができ始めました。これは、「歴史的医原病（医師の治療によって別の障害を引き起こす病気）」というべきでしょう。

④食塩摂取量

塩の害についても常識の変化が見られます。

1998年、私の元へアメリカから牧師さんがやって来ました。1年前に肝臓がんにかかり、手術を受けた方でした。

「C型肝炎ウィルスの感染症もなく、肝臓がんというのはおかしいが、再発しないでしょう」と医師に言われていたのに、早くも6ヶ月後に再発してしまいました。この再発を機会にアメリカの医療は信用出来ないということで、私の病院に来られたのです。

検査をしてみると、C型肝炎ウィルスは大量にいるし、血中のヒアルロン酸と4型コラーゲンの値からして「肝硬変になり始め」という判断をせざるを得ず、これほどまでにアメリカと日本の検査値に差が出るのは驚きでした。

ともかく肝臓がんはあるし、腫瘍マーカーＣＡ50の値も、52と高い数値が出ていました。

そこで、局所温熱治療を1ヵ月ほど行ったところ、腫瘍マーカーは25まで改善し、「解毒リフレッシュ療法」で、肝硬変の方も改善し始めました。

すると、本人から、「糖尿病のために起きている腎不全も、このままではいつか透析という事態になる可能性があるから、それも治してもらえないだろうか?」という申し出でした。


しかし、私には腎不全を治した経験はなく、自信がありませんでした。

ただ、私の友人で『減塩の害』という本を出している人がおり、その本の中には「自然塩の摂取量を増やしたら腎不全が治った」と書かれていたのです。


この牧師さんに、塩分摂取の状況を聞いてみると、「この5年間は、塩の量を1日6グラムに制限している。増量することに挑戦してもいい」と言ってくれました。

そこで、常識を疑ってみるという〝歴史的な実験〟をしてみることになったのです。

まず、自然塩を1日あたり8グラム、10グラム、12グラムと変えながら、クレアチニン・

クリアランスを調べました。

始めのクレアチニン値が1・7、BUNが35であったにも関わらず、摂取量が8グラムよりも、10グラム、12グラムの日の方が、数値がいいことに、まず驚かされました。

慎重を期して「しばらくは自然塩の量を1日10グラムで食事をしてください」と言う指示をし、糖尿病に対する対策として、食事前には必ずキャベツを半分食べること。キャベツを食べないうちは食事をしないこと、と言う指示を出しました。

そして、1ヶ月後に、クレアチニン値は1・1、BUNは22まで改善し、糖尿病も腎不全も徐々に改善したのです。

このケースで、私は初めて「減塩の害」ということを体験しました。

西洋医学では、目に見えるものを重視しているため、エネルギー、重力、精神などと言った見えないものを臨床に取り入れることは非常識だとしてしまいます。

しかし、一般的な常識が正しいとは限らないということがあるのです。

西洋医学では治らない病気――つまり、常識で治らない病気の治療に当たる場合には、常識を捨てて「常識を疑って考える」ことも必要であるし、常識を捨てた時にこそ新しい治療ができるとも言えるのです。

一般的な腫瘍マーカー検診について

補足的になってしまいましたが、腫瘍マーカーについてもう少しお話しさせていただきます。

腫瘍マーカーとは、「**がんから出される特異物質（たんぱく質や糖たんぱく質）の総称**」で、癌の種類や病状を知る目印（マーカー）に利用され、病期や治療効果の判定にも用いられます。

癌はその構成が、ちょうど胎児と似ています。

胎児は、胎児そのものと、胎盤と、絨毛血管から成り立っていますが、がんは「**がん細胞**」と、「**がんの間質**」と「**がん血管（がんの新生血管）**」からできています。そのため、がんから出される特異物質（腫瘍マーカー＝情報）も、それに応じて、「①がん細胞から出される情報（特異マーカー）」「②がんの間質から出される情報（関連マーカー）」「③がんの新生血管から出される情報（増殖マーカー）という3種類があります。

しかし、**一般病院では、腫瘍マーカーとして①の「特異マーカー」だけを追いかけているの**が現状です。

「がん化」という現象は、臓器特異性を失うことが多いので、それだけでは十分ではありません。やはり、特異マーカー、関連マーカー、増殖マーカーという3種類を常時追跡しなくては、がんを正しく把握できないのです。

つまり、**特異マーカーだけを10種類選んで追いかけても、初期がんの2〜3割しか検出できない**のです。それが現在、一般的に行われている腫瘍マーカー検査の現実です。

しかし、われわれが開発した「ＴＭＣＡ検診（腫瘍マーカー総合検診）」なら、**特異マーカー、関連マーカー、増殖マーカーをそれぞれ3〜4個ずつ、合計10個組み合わせる方法**で検査を行うので、**初期がんでも8〜9割の検出率になる**のです。

医療の進歩のために考えるべきこと

日本では、医師以外が医療行為を行うことを許さない環境にあります。
また、患者への対処について、担当医が仮に外科医であれば、同じ外科医同士での検討会を行い、治療方針を決めます。

それに対して米国では、外科、放射線科、泌尿器科など、異なる診療科の医師が集まって検討会を行っているし、また、医師以外のカイロプラクティス、鍼灸、アロマテラピーなどの治療行為を行う者がそうした検討会に参加することもあり、誰もが対等に意見を出し合って対処方法を決定しています。

日本では、保険診療制度によって治療方法が決められていますが、米国では各州ごとに決められた基準によっているので、例えばカリフォルニア州では、治療が不可能であっても、隣のアリゾナ州に行けば可能になる場合もあります。

また、ある州では良い結果が出ることがあれば、ＭＤとＤＯなど異なる資格の医師の競争原理が働き、その新しい（良いと思われる）治療を他の州でも取り入れるという、合理的な開かれた医療が展開していける環境にあるのです。

日本でも、もっと開かれた医療環境が増えると、現在治療が不可能だと思われている病気を治療する速度が上がっていくはずなのです。

常識をどうやって打ち破っていくのか……容易ではありませんが、それができれば医療は大きく変革して行きます。医療関係者だけでなく、患者さんたちの意識も変わって行かないと新しい時代は来ないでしょう。

私は40年以上前から来る日も来る日も「大病院から見放された」進行がん、末期がんの重症患者さんの治療に当たって来ました。

米国では、「がんの一次予防」が大きなうねりとなり、がん患者の減少に繋げることができました。

しかし日本では、三大治療に関して、まだまだ定年退職後の教授や若い医者の間で、三代治療に疑問を持つ人たちが増加し始めた状況です。

医学部の学生の85％が代替医療とか統合医療を勉強したいと希望しているのですが、医科大学の教育ではわずか５％足らずで行われているに過ぎません。

一方、米国では全ての医科大学で代替療法や統合医療の教育が始まっています。ワシントンの統合大学の学長、マジド・アリ先生は、「〝薬の奴隷〟となってきた医療とか、魂の抜けた〝科学の奴隷〟となってきた医療を早く脱出する必要がある」と主張しておられます。

そもそも先進国で病気やがん死が増え、国の経済が医療で破綻に瀕するなどということは、〝先進国〟の概念が間違っているのではないでしょうか？　もし、本当の先進国ならば、がん死も病死もきちんと減少し、心の病にかかる人も減少しなくてはならないはずです。経済規模が大きいことと、その国本質的な進化の程度とは何の関係もありません。

医療関係者は、自ら病気にかからない、健康の基本となるような生き方をして、国民に応えるとともに、正しい医療をきちんと導入し、患者さんの問題に真正面から対応できるように努力をしていく必要があると心から思っています。

あとがき

癌研究40年あまり、その間ずっと混乱の源であったのが、「癌」とか「悪性腫瘍」とか「悪性新生物」のネーミングです。

遺伝子の研究分野で、癌抑制遺伝子は生物の進化を進めてきて、癌遺伝子は精子と卵子の結合に必要な遺伝子という理解が進んでいるのに、どうして「癌遺伝子」という変な名前が使われているのでしょうか？

癌細胞に悪性の意志があるのでしょうか？

サイクリックＡＭＰ1／1000モルの添加で、癌細胞5時間で正常細胞に戻るのだから、癌細胞に悪性の意志はあり得ません。

米国で話をする時「癌は不良少年細胞集団だ」と説明すると、よく理解されます。

不良少年に対して社会は悪いと言う人も多いが、不良少年の側からすれば、「俺だってまともな人間になりたかった・親や先生が悪い」と主張するのです。

同様に、癌に対してもスピリチュアルには「癌細胞は、正常な高等細胞になりたかった」

と言うのです。

「人間が自分の構成員の細胞を酸素不足、体温不足の悪循環な環境に追い込むので、仕方なく、原始時代の酸素なしの環境で生きる細胞に適応せざるを得なかった」と主張するのです。

癌の原因は、人間がミトコンドリアを壊して人間が自ら万能細胞のような新生物を作っているという認識が重要です。

現に癌患者が食生活習慣を反省したり、癌にかかったことに感謝して、対応している人は癌の治りが実に良いということは、この意味を象徴しています。

改めて出版のご縁に感謝すると共に、早くＴＭＣＡ検診が世界に拡大して、癌にかかるのを待つ愚かな時代を卒業して癌にかからないで一生を送る時代が訪れることを強く希望します。

２０１８年12月
小林常雄

小林先生への質問方法

この度は、数ある書籍の中から本書をお選びいただき、誠にありがとうございました。

本書では著者である小林常雄先生のご好意で、ご相談を受け付けることができる方法を記載させていただきます。

本書の中に記載している「TMCA検診についての質問」や「本書の感想」などを送りたい」などという場合には、「ファックス」か「電子メール」でお受けいたしますので、お気軽にお問い合わせください。

なお、返信にはお時間をいただくケースがございます。あらかじめ、ご了承いただだますよう、お願いいいたします。

＜FAXの場合＞

左ページのご相談シートをコピーをとって必要事項を記入し、以下のFAX番号まで送信してください。

順次、折り返しご返答をさせていただきます。

03-4243-3760

＜電子メールの場合＞

以下のメールアドレスに、**「氏名」「年齢」「性別」「ご職業」「お住いの地域**（＊＊県＊＊市くらいまで）**」「ご質問内容」**をお送りください。順次ご返答させていただきます。

gan2019soudan@sougeisha.com

※返信にはお時間をいただくケースがございます。あらかじめご了承くださいますよう、お願い申し上げます。

小林先生へのお問い合わせ

送信日付　　　年　　月　　日

氏名　　　　　　　　　［年齢］　　　［性別］

電話番号

FAX 番号

メールアドレス

ご職業

お住いの地域（＊＊県＊＊市くらいまで）

質問の内容

小林 常雄（こばやし・つねお）●プロフィール
1944 年鳥取県生まれ。
昭和 44 年鳥取大医学部卒業後、国立がんセンター内地留学、昭和 47-49 年京都大学・大学院、昭和 54 年東京大学大学院卒業。両大学院で生化学を中心としたがんの基礎研究をおこない東京大学で博士号取得。
昭和 54 年以後、一心総合病院副院長、京北病院院長 IMHC クリニック院長を歴任。
平成 27 年 12 月より、美浜クリニック・国際がん予知予防センター長を務めた。
「人間はなぜ治るのか？　第 2 回癌からの生還」　NHK（ETV）治療ルポが反響を呼ぶ。
2016 年 9 月、アメリカ総合医療学会で招待講演。「アチーブメント賞」受賞

著書：
「ついにわかった癌予防の実際」（主婦の友社）
「癌、温熱治療法の科学」（東洋医学舎）
「告知してこそがんは治る」（現代書林）
「ガン病棟 7 割生還」（トクマブックス 新書）
「ガンを消す自己治療力」（同文書院）
「健康情報革命 ボケ、ガン常識を覆せ！」（イーブック 新書）
「免疫力を高めるコツ 50」 ほか多数

がんの正体がわかった！　「がん」は予知・予防できる

2019 年 1 月 29 日　第 1 刷発行
2020 年 12 月 21 日　第 2 刷発行

著　者　小林常雄
発行人　吉木稔朗
編集人　山本洋之
発行所　株式会社 創藝社
〒 162 - 0806 東京都新宿区榎町 75 番地 AP ビル 5F
電話（050）3697 －3347　FAX（03）4243－3760
印　刷　中央精版印刷株式会社
デザイン　合同会社スマイルファクトリー

※落丁・乱丁はお取り替えいたします。
※定価はカバーに表示してあります。

ISBN978-4－88144－247 －0　C0077